Das Buch

Wir laufen Gefahr, uns durch beanspruchende Alltags- und Arbeitsbedingungen – zunächst nur unmerklich – immer mehr von uns selbst zu entfernen.
Die Weiterentwicklung der eigenen Persönlichkeit und die Entfaltung unseres Wesens drohen durch die Außenorientierung und infolge der allgemeinen Reizüberflutung in den Hintergrund zu geraten.
Unser innerer Wesens-Kern strebt jedoch danach, sich mit Gedanken, Gefühlen, Vorstellungen, Wünschen und Bedürfnissen zu entfalten, um uns Lebensfreude zu geben. Einen Weg hierzu will dieses Buch aufzeigen.
Der Autor vermittelt auf eingängige Art neuere Erkenntnisse und ein besseres Verständnis der Gestaltungskräfte unseres Wesens und deren Einwirkung auf unsere Lebensgeschichte.

Der Autor

Nach 30 Berufsjahren im Unternehmens-Consulting (Organisation, Personalwesen und IT-Sicherheit) und nebenamtlicher Dozententätigkeit hatte sich der Autor der individuellen Beratung durch persönliche, problembezogene Biografiearbeit gewidmet.
Aus der Vielfalt seiner praktischen Erfahrungen ist das vorliegende Buch entstanden.
Inzwischen lebt der Autor zurückgezogen in seiner Wahlheimat Oldenburg.

Rolf C.H. Köster

ES MUSS NICHT GLEICH

ERLEUCHTUNG

SEIN

Wege zur

Selbst-Erforschung

und

Selbst-Entfaltung

Herstellung und Verlag

BoD-Books on Demand

Norderstedt

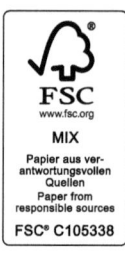

Bibliografische Information
der Deutschen Bibliothek
Die Deutsche Bibliothek verzeichnet
diese Publikation in der Deutschen
Nationalbiografie; detaillierte bibliografische Daten sind im Internet über
http://dnb.ddb.de abrufbar.

Herstellung und Verlag
BoD – Books on Demand, Norderstedt

ISBN: 978-3-7392-0744-5

Inhaltsverzeichnis

VORWORT

Auf dem Gebiet der praktischen Lebenshilfe hält der Buchmarkt ein vielfältiges und reichhaltiges Angebot an Ratgebern bereit.

Mit diesem Werk soll kein weiteres „Geheimnis" aufgedeckt, kein neuer „CODE" offengelegt, kein weiteres alternatives „Heilverfahren" vorgestellt und auch nicht ein neuer „Königsweg" zum persönlichen Glück beschrieben werden.

Vielmehr werden auf der Basis wissenschaftlicher Forschungsergebnisse und Erkenntnisse grundlegende Lebensgesetze, Prinzipien und ihre Auswirkungen dargelegt, mit denen wir unser Alltagsbewusstsein erweitern und unser persönliches Weltbild erneuern können.

Wir können zu einem neuzeitlichen Verständnis mit innerem Erkennen gelangen, so dass es uns möglich wird, die jedem Menschen innewohnenden Wünsche nach persönlicher Weiterentwicklung, Entfaltung und aktiver Lebensgestaltung eigenverantortlich und individuell umzusetzen. Dies dürfte jedoch kaum möglich sein, solange man sich nicht wirklich kennt und versteht. Das Sichverstehen ist die Grundlage, die Bedingung für eine bewusste und freie Lebensgestaltung. Und darum geht es in diesem Buch.

Wer hingegen Ratschläge sucht, die kurzfristig bei erheblichen Problemen in der aktuellen Lebenssituation helfen sollen, wird die erhoffte Unterstützung an anderer Stelle finden müssen.

Unser Bewusstsein, die Gedanken und die Gefühle sind energetische Geschehensabläufe, die sich nicht nur bis in jede Zelle unseres Körpers auswirken, sondern zugleich auch hinausstrahlen in unsere Umgebung und auf andere Menschen einwirken.

Wenn wir eigene Gestaltungsmöglichkeiten bewusst und positiv nutzen, dann können wir - im Einklang mit den universalen Energien - die Verbundenheit und Harmonie mit unserem eigentlichen, inneren Wesen als auch mit unseren Mitmenschen voller Lebensfreude erfahren.

1 Unser Alltagsbewusstsein

In unserem normalen Alltag ist unser Bewusstsein weitgehend mit den Aktivitäten des üblichen Tagesgeschehens befasst. Dabei greifen wir zum Teil bewusst, vielfach aber auch unbewusst auf unsere inneren „Bilder" zurück, die wir aufgrund von Erlebnissen, Ereignissen, Wissen und Erfahrungen in uns aufgenommen haben. Hinzu kommen Meinungen, Ansichten und Überzeugungen sowie vielfältige Informationen, die uns von den Eltern und anderen Bezugspersonen (Großeltern, Lehrern usw.) vermittelt oder beispielsweise durch die Medien zugänglich gemacht wurden.

Diese „Bilder" bestimmen unsere persönliche Wahrnehmung, das Denken, die Gefühle, unser Handeln und sie wirken sich nicht zuletzt auf unsere Gesundheit aus. Aus ihnen heraus entwickeln wir unsere Vorstellungen von dem, was wir allgemein unter den Begriffen „Weltbild", „Menschenbild" und eigenes „Selbstbild" verstehen und zusammenfassen.

Tatsächlich aber liegen bei der Mehrzahl der modernen Menschen noch Vorstellungen und Modelle zugrunde, die dem heutigen Stand der Wissenschaft nicht mehr entsprechen. Wir klammern uns an das alte materialistische Weltbild, weil Materielles für uns vorstellbar und eben auch greifbar ist. Die neue Betrachtungsweise, die unsere Physiker bereits vor 100 Jahren herausfanden, haben wir uns noch nicht zu eigen gemacht.

Das Fundament unserer Wirklichkeit ist nicht die Materie, sondern etwas Spirituelles, das im Hintergrund wirkt – überall und ständig!

1.1 Weltbild

Unter dem Begriff „Weltbild" verstehen wir generell unsere Vorstellung von dem, was diese Welt insgesamt ausmacht, oft auch nur ein Modell der sichtbaren Welt. Im letzteren Fall werden das „Ich" und die „Welt" als getrennte Wesenheiten betrachtet; dabei ist die Welt etwas Äußeres, ist greifbare Materie. Alle Dinge sind stofflicher Natur, bestehen aus kleinsten Teilchen. Und für viele geht das passende innere „Bild" nicht weiter als bis zum Atom, das aus einem Kern besteht, der von Neutronen in verschiedener Anzahl und auf mehreren Schalen umkreist wird - ähnlich einem Planetensystem im Kleinen.

Unser neues „Bild" von der Wirklichkeit sieht jedoch anders aus. Die Physiker haben herausgefunden, dass von uns wahrgenommene Materie ihrer Natur nach **keine Materie** ist. Der Umbruch in der Betrachtungsweise begann sich durchzusetzen, als Albert Einstein nach seiner ersten Arbeit zur **Speziellen Relativitätstheorie** als zweite Arbeit die **Allgemeine Relativitätstheorie** - mit der berühmten Formel $E=mc^2$, nach der Materie reine Energie in verdichteter Form ist - am 25. November 1915 publizierte. Es war eine schwere Geburt, bis ihm im November 1922 der Physik-Nobelpreis für das Jahr 1921 wurde.

Max Plank sagte, als ihm 1919 der Nobelpreis für Physik verliehen wurde: „Alle Materie entsteht und besteht nur durch eine Kraft, welche die Atomteilchen in Schwingung bringt und sie zum winzigsten Sonnensystem des Alls zusammenhält. Da es im ganzen Weltall aber weder eine intelligente Kraft noch eine ewige Kraft gibt, so müssen wir hinter dieser Kraft einen bewussten intelligenten Geist annehmen. Dieser *Geist* ist der Urgrund aller Materie. Nicht die sichtbare, aber vergängliche Materie ist das Reale, Wahre, Wirkliche - denn die Materie bestünde ohne den Geist überhaupt nicht - sondern der unsichtbare, unsterbliche Geist ist das Wahre! Eine Wissenschaft, die den Geist nicht in ihr Denken mit einbezieht, kann nicht zur Wahrheit vordringen."

Natürlich gibt es für uns weiterhin Materie im landläufigen Sinne; auch unser Körper wird als Materie wahrgenommen.

Durch das Wirken der Schwerkraft spüren wir die Materie als Gewicht. Als Grundelemente der Materie sind uns die Atome, bestehend aus Atomkern und Elektronen, bekannt. Atome, die sich miteinander verbinden, nennen wir Moleküle. Was aber verbindet diese kleinsten Teilchen untereinander?

Es sind Energien, das heißt *Bindungskräfte und Informationen*, die in dem masselosen Raum zwischen Atomkern und den umlaufenden Elektronen wirken. Diese dort existierenden Energien machen 99,99999999 Prozent des wahrgenommenen Volumens der materiellen Dinge aus. Oder in einer bildhaften Darstellung: Hätte der Atomkern die Größe einer Apfelsine, kreisten die Elektronen auf „Umlaufbahnen" im Abstand von einem Kilometer um ihn herum. Dieses Bild soll deutlich machen, wie überwältigend groß der Anteil der Energie in den kleinsten Teilchen der Materie tatsächlich ist. Das trifft auch auf unseren Körper zu, dessen Moleküle sich zu Organen und anderen Zellverbänden verbinden. 99,99999999 Prozent davon *sind Energien!*

Diese *Energien* sind Kräfte, die einerseits unser Sonnensystem mit seinen Planeten erhalten, aber auch im menschlichen Körper in jeder Zelle und in jedem Atom wirken. Es sind Kräfte geistiger Art, wie auch unsere Gedanken geistige Energien sind, die sich bis ins Innenleben einer jeden Zelle auswirken. Zum Verständnis brauchen wir uns nur bewusst zu machen, dass unsere Gedanken automatisch unsere Gefühle erzeugen und diese wiederum zur Ausschüttung von Hormonen und Botenstoffen führen, mit denen körperliche und seelische Aktivitäten gesteuert werden.

Die dabei entstehenden Körperenergien strahlen als Schwingungen mit unterschiedlicher Frequenz über die Körpergrenzen hinaus in die Umwelt und wirken z.B. auf andere Menschen ein.

Wissenschaftler haben herausgefunden, dass es unter bestimmten Voraussetzungen möglich ist, auf diese Schwingungen durch Einwirkung äußerer Energien oder *durch Aktivitäten des menschlichen Bewusstseins* Einfluss zu nehmen. Man kann damit bis in die Regulationssysteme in unseren Körperzellen vordringen und Veränderungen bewirken.

Warum? Weil in den kleinsten Teilchen unseres Körpers ebenfalls ein ständiger Ausgleich von unterschiedlichen Energien (Harmonie- und Ausgleichsgesetz) stattfindet. Bereits an dieser Stelle eröffnet sich eine Palette von Möglichkeiten für unsere Gestaltungskräfte.

Auch in Bereichen der Psychologie hat sich aus den Grundwerken von Sigmund Freud, Carl-Gustav Jung und Alfred Adler heraus eine Entwicklung weiterführender Ansätze und Therapien ergeben.

1.2 Menschenbild

Das Menschenbild ist die Gesamtheit der Annahmen und Überzeugungen, was der Mensch von Natur aus ist, wie er in seinem sozialen und materiellen Umfeld lebt und welche Werte und Ziele sein Leben hat oder haben sollte.

Dieses Menschenbild entsteht in jedem Einzelnen; es ist zwar individuell, enthält jedoch vieles, was sich mit den Auffassungen anderer Personen oder größerer Gruppen und Gemeinschaften deckt, z.B. kulturelle und gesellschaftliche Traditionen, Wertorientierungen und Antworten auf Grundfragen des Lebens.

Hinzu kommen das Selbstbild und das Bild von anderen Personen oder von den Menschen im Allgemeinen. Das eigene Menschenbild gilt häufig als so selbstverständlich, dass wir selten darüber nachdenken oder es bewusst aktualisieren.

Wir wollen an dieser Stelle einen kurzen Blick auf das Menschenbild werfen, das der neuzeitlichen Psychologie zugrunde liegt. Als Ansatz wird hier die Humanistische Psychologie gewählt.

Sie grenzt sich von der Psychoanalyse ab und bezeichnet sich so als "dritte Kraft" der Psychologie. Für sie stehen nicht mehr die psychischen Schwächen von Menschen im Mittelpunkt, sondern das *Wachstumspotenzial* gesunder Menschen.

Die folgende Aussage wird Abraham Maslow zugeschrieben: "Wir wollen das menschliche Wesen nicht nur als passive Hülle sehen, hilflos bestimmt von äußeren Kräften. Der Mensch ist oder sollte ein aktiver, autonomer, selbstbestimmter Handelnder, Wählender und Zentrum seines eigenen Lebens sein."

Es kennzeichnet die humanistische Psychologie, dass es nach ihrer Auffassung ein Wesensmerkmal des Menschen ist, dass er bewusst erleben kann und Bewusstheit über sich selbst (Selbstbesinnung) erreichen kann.

Bei einem Blick auf den Buchmarkt wird erkennbar, dass sich aus diesem Menschenbild unter Berücksichtigung kulturell älterer Anschauungen und jüngerer Ergebnisse der Hirnforschung eine neuzeitlich modifizierte Version ergeben hat. Dieses neue Menschenbild erfasst vordringlich die Bedingungen, die dem Einzelnen Selbstbestimmung, Reife, Erfüllung, Wohlbefinden und persönliches Glück ermöglichen.

Es gilt also, sich für derartige Informationen zu öffnen und überholte Vorstellungen, Einschränkungen oder Begrenzungen fallen zu lassen. Hierzu müssen wir uns zunächst unserer inneren

Vorstellungen, Erfahrungen und Handlungsmuster bewusst werden, die meist unbewusst unser Denken, Handeln und Fühlen bestimmen. Mit einer solchen „Erkenntnis" können wir selbst entscheiden über die Inhalte und Zielrichtungen unseres Bewusstseins. Wir sind keine hilflosen Opfer des Schicksals mehr; wir können Alternativen entwerfen, auswählen und uns aktiv entscheiden, gestaltend auf unser Leben einzuwirken und die Chancen unseres Potentials zu nutzen.

1.3 Selbstbild

Das Bild, das wir von uns selbst haben, formt uns und lässt uns zu dem werden, was wir meinen zu sein. Es besteht aus Vorstellungen und Bewertungen, die wir uns selbst im Laufe unseres Lebens zulegen.

Wenn Andere uns abschätzig oder abwertend behandeln (z.B. „Dieses Niveau wirst du einfach nie erreichen!"), dann werden wir sie unserem Selbstbild nur dann hinzufügen, wenn wir diese

Ansicht teilen, uns gewissermaßen damit identifizieren.

Ein Mensch, der sich selbst abwertet, ablehnt oder auch nur teilweise hasst, tut sich das Schlimmste in eigener Verantwortung an. Diese negativen Selbstwerte bestimmen Tag für Tag Ihr Denken, Handeln und Fühlen sowie Ihre Gesundheit, und sie steuern letztlich auch Ihr Schicksal.

Es ist jedoch möglich, sich aus dieser Zwangslage zu befreien und neue positive Werte gegen die alten Un-Werte auszutauschen. Das Wichtige hierbei ist, dass Ihre neuen Bewertungen tatsächlich wahr sind, für Ihr Inneres aus eigener Überzeugung glaubhaft und zutreffend sind und in Ihrer aktuellen Lebenssituation überzeugend gelebt werden können. Zu den praktischen Möglichkeiten, wie Sie aus eigener Kraft Ihr Wohlbefinden erheblich steigern können, kommen wir im Verlauf des Buches an anderer Stelle.

2 Energetisches Bewusstsein

Für viele Menschen gilt nach wie vor ein rein mechanistisches Weltbild, das nichts von den „neueren" Erkenntnissen der Physik wissen möchte, obwohl dieses Wissen bereits seit fast 100 Jahren bekannt ist.

Wir wissen, dass unser Weltbild unser Denken, Handeln und Fühlen maßgeblich beeinflusst. Daher ist es für unsere Erkenntnisfähigkeit und unsere Lebensgestaltung von grundlegender Bedeutung, mit welchem Wissen wir die Welt betrachten. Es muss uns auch bewusst sein, dass wir uns von unseren Wahrnehmungen ein „eigenes Bild" machen.

Bevor wir die Ereignisse, Situationen, Dinge usw. in unserem Bewusstsein wahrnehmen, hat das Unterbewusstsein längst die Sinnesreize geprüft und entschieden, ob es sie als nützlich, hilfreich und brauchbar ansieht oder als unbrauchbar, schädlich, gefährlich; es bewertet, gibt Sinn und Bedeutung und fügt zugleich die entsprechenden Gefühle hinzu. Diese *persönliche Bewertung* bereitet die „Mixtur" auf, die uns als „Wahrnehmung" und „Empfinden" bewusst wird. Die Gefühle sind diejenigen Energien, die unsere Gedanken stets begleiten. Diese Energien steuern auch die wichtigen Funktionen unseres Körpers.

2.1 Neutrales Beobachten

Es ist die *individuelle innere Sichtweise*, die unsere Wirklichkeit formt. Auch wenn es uns schwerfällt: Zunächst ist es unsere wichtigste Aufgabe, unvoreingenommen zum *neutralen Beobachter* zu werden. Nur so können wir zu einem umfassenden Verständnis unseres eigenen Verhaltens und der daraus resultierenden Entwicklung kommen.

Was ist nun unter dem Begriff „Neutraler Beobachter" zu verstehen? Gemeint ist, dass wir mit unserem wahrnehmenden Bewusstsein in der aktuellen Lebenssituation sind – nicht in der Vergangenheit oder der Zukunft, sondern in der Gegenwart, im JETZT. Es ist eine wache, klare Offenheit für alle Wahrnehmungen, die wir über unsere Sinne aufnehmen können. Zugleich sollen wir die ausgelösten Gefühle und Stimmungen und Veränderungen „registrieren", die mit unserer Wahrnehmung verbunden sind – nur die gefühlte Wirkung („Wie fühle ich mich jetzt?") und noch keine Analyse oder Bewertung!

Wichtig ist ein unverfälschtes Aufnehmen der Außenreize und ihrer Schwingungen mit einer Haltung der Akzeptanz. Die Wahrnehmung soll frei sein von vorgefaßten Erwartungen und Zielsetzungen oder bewertender Selektion wie z.B. Ablehnung oder Verdrängung unangenehmer Ergebnisse. Solche vorherigen „Willens-Impulse" können nämlich auf die wahrgenommenen Energieschwingungen gestaltend, d.h. verändernd einwirken. Das Ergebnis wäre dann nicht mehr neutral, sondern persönlich beeinflusst.

Nicht nur bei den Außenreizen, auch bei Gefühlen, die mit angenehmen oder schmerzlichen Erinnerungen verbunden sind, gehört zum *neutralen Beobachten*, dass wir klar trennen zwischen früheren, d.h. erinnerten Gefühlen und den momentanen Empfindungen in der aktuellen Lebenssituation. Der Focus unseres Bewusstseins bleibt stets im JETZT!

Im Übrigen sollen wir möglichst gelassen und gelöst sein, verbunden mit dem Atem und dem Körpergefühl, jedoch ohne besondere Konzentration, aber auch ohne innere Versunkenheit oder einen tranceartigen Bewusstseinszustand.

Wenn wir uns auf diese Art der *inneren Wahrnehmung* einlassen, erfahren wir zunehmend, wie sich unser Bewusstsein erweitert. Wir erkennen, dass wir als *neutrale Beobachter* auf einer höheren Bewusstseinsebene sind als das, was wir beobachten. Früher wurde diese innere Entwicklung esoterisch als *Schritte zur Erleuchtung* beschrieben. Heute wissen wir, dass es natürliche Stadien unseres Wachstums zu geistiger Erwachsenheit und erweiterter Bewusstheit sind.

Ein weiterer Schritt ist nötig, um der Realität näher zu kommen. Der moderne Mensch empfindet sich als individuell geprägtes Wesen, abgetrennt von den stofflichen Erscheinungen und dem Wirken der kosmischen Energien in dieser Welt. Er schließt sich aus dem universalen energetischen Geschehen und dem Wirken der Naturkräfte aus, so dass er diese Energien weder erkennen noch respektieren kann. Die vermeintliche Vorherrschaft des Verstandes hindert ihn, sich als Teil des energetischen Universums zu sehen und sich diesem harmonischen Zusammenwirken verbunden zu fühlen.

2.2 Harmoniegesetz

Das Universum ist auf einer rationellen und intelligenten Hierarchie aufgebaut, die von der Harmonie der Natur bis zur perfekten Harmonie des Kosmos reicht. Bereits die antiken Philosophen und die großen Religionen gingen von einer ganzheitlichen Harmonie des Universums aus.

Harmonie bedeutet Ausgeglichenheit, Balance der Kräfte / Energien von unterschiedlichen Teilen, die zu einem Ganzen gehören. Das oberste kosmische Gesetz besagt: " Alles im Universum strebt zur Harmonie, zum Ausgleich." Es gleicht die Wirkungen der Kräfte aus und sorgt so dafür, dass die universelle Harmonie stets erhalten bleibt oder möglichst schnell wiederhergestellt wird.

Nichts ist jemals statisch, alles ist Bewegung und Austausch, der zur Harmonie strebt. Dies gilt für alle Körper, seien es Elementarteilchen, Atome, Moleküle, Zellen, Organe, Lebewesen oder Planeten, Sonnensysteme, Milchstraßensysteme und letztlich das gesamte Universum.

Dieses Prinzip gilt folglich auch für unseren Körper und wirkt mit seinen Kräften in den „leeren“, d.h. den masselosen Zwischenräumen zwischen den Atomkernen und Elektronen. Zur Erinnerung: Diese Räume bilden 99,99999999 Prozent unseres körperlichen Volumens, das wir mit unseren Sinnen wahrnehmen. Lediglich 0,000000001 Prozent beträgt der Anteil der *Masseteilchen*.

Was hält diese kleinsten *Masseteilchen* zusammen? Es sind die sogenannten Bindekräfte oder Bindungsenergien, die sich auch als Frequenzen elektromagnetischer Schwingungen ausdrücken lassen. Alle Strukturen und Gebilde, die wir sehen, gestalten sich aufgrund der Schwingungsaktivität der Atomkerne und Elektronen in den betreffenden Körpern. Und diese Schwingungen sind einzig und allein *Energie*.

Wenn wir nun unseren Körper näher betrachten, können wir auch hier das harmonische Wirken der Energien erkennen.

Sehen wir uns zunächst das Zusammenwirken aller Organe unter der Regie des Herzens an (das Herz hat eine etwa 5000-mal stärkere elektromagnetische Ausstrahlung als bei Denkprozessen entsteht). Die Traditionelle Chinesische Medizin (TCM) betrachtet die menschlichen Organe als funktionelle Einheiten des Körpers und insbesondere deren Verbindungen zu anderen „Funktionskreisen" im Rahmen ihrer Aufgabenerfüllung (z.B. das Zusammenwirken von Leber und Galle bei der Verdauung des Speisebreis, insbesondere bei der Fettverdauung).

Bei sog. Funktionellen Störungen ist nicht das Organ an sich erkrankt, sondern das ausgewogene Zusammenspiel ist gestört. Ein gesundes Ganzes kann nur durch Harmonie entstehen.

Gehen wir weiter zu unserem Immunsystem. Was können wir unter diesem Aspekt dem Wirken des Immunsystems entnehmen? Das Immunsystem schützt den Körper vor äußeren und inneren schädlichen Einflüssen. Hierzu dienen verschiedene Organe und Zellen (z.B. innere Schleimhäute, Knochenmark, Lymphknoten, Thymus, Milz, Mandeln, Darm). Unterschiedliche Zellen wie Blutkörperchen, Fresszellen und Lymphozyten erfüllen die Aufgabe, Bakterien, Viren, Pilze, Umweltschadstoffe usw. zu erkennen, zu vernichten und abzubauen sowie Antikörper und Gedächtniszellen zu bilden.

Die Zellen des Immunsystems zirkulieren in den Blutgefäßen und Lymphbahnen und sind auch im Körpergewebe zu finden. Oberstes Ziel dieses komplexen Schutzsystems ist die Erhaltung der störungs- und fehlerfreien Körperfunktionen und der funktionellen Harmonie der Organsysteme.

Was lässt sich in diesem Zusammenhang zum vegetativen (unwillkürlichen) Nervensystem sagen? Es besteht aus zwei funktionell antagonistischen Systemen. Der *Sympathikus* wirkt hauptsächlich Energie entladend mit Abbaufunktionen, während der *Parasympathikus* eher aufbauend wirkt, der Energieeinsparung und der Erholung dient. Das harmonische Gegen- und Wechselspiel dieser beiden Systeme dient der Regulierung und Erhaltung aller unbewussten körperlichen Lebensvorgänge. Anhaltende Störungen werden als vegetative Dystonie bezeichnet.

Wie sieht es beim Hormonsystem aus? Im Zusammenwirken mit dem Nervensystem haben die Hormone die Aufgabe, Vorgänge des Stoffwechsels, des Wachstums und der Fortpflanzung zu steuern. Die Hormone werden vorwiegend in Hormondrüsen mit innerer Sekretion gebildet (Hirnanhangdrüse, Schilddrüse, Nebenschilddrüse, Nebennieren, Bauchspeicheldrüse, Keimdrüsen). Für alle hormongesteuerten Körperfunktionen ist es wichtig, dass insgesamt eine bestimmte, abgestufte Hormonausschüttung aller mitwirkenden Drüsen stattfindet. An der zentralen Steuerung dieses Regelkreises wirken mit: Großhirn, Zwischenhirn, Hypophyse und die peripheren Hormondrüsen mit entsprechenden Rückkopplungseinrichtungen.

Für alle Komponenten des menschlichen Hormonsystems gilt, dass sie ein ausgewogenes Gesamtergebnis in gegenseitiger Abstimmung erbringen, das wiederum zur Harmonie in übergeordneten Regelkreisen und Körperfunktionen beiträgt. Auch hier ist erkennbar, dass es ein *geistiges Prinzip* ist, das sich der organischen Funktionen bedient.

Am Beispiel unserer Körperzellen wird besonders deutlich, dass Leben sich stets in innerer und äußerer Harmonie verwirklicht.

Die Zellmembran ist keine undurchlässige, absolut isolierende Außenhaut zum Schutz gegen äußere Einwirkungen. Sie ist vielmehr in beide Richtungen durchlässig (Zufuhr von Nährstoffen, Ausschleusung von Schlackenstoffen), bewirkt aber zugleich durch ständigen Ausgleich, dass ihr eigenes Innenmilieu gegenüber ihrer unmittelbaren „Außenwelt" (Außenzellflüssigkeit) harmonisch gewährleistet wird. Auf diesem Ausgleich beruht auch das elektrische Ruhepotenzial der Zellmembran von etwa 80 Millivolt.

Die Zelle hält zwar ihre eigene „Individualität" aufrecht, fügt sich aber mit ihrer Gesamtleistung in das Wirken ihres Zellverbandes oder Organs ein und ermöglicht somit das übergeordnete Ziel der Lebenserhaltung.

Weiten wir unsere Sichtweise noch etwas: Neuere Forschungsergebnisse gehen davon aus, dass unser Körper täglich zwischen 10 und 50 Millionen Körperzellen pro Tag ersetzt! Dieses Ersetzen abgestorbener Zellen durch neue (gilt nicht für Gehirnzellen, Herzmuskel- und Nervenzellen) wird als *physiologische Regeneration* bezeichnet.

Mit diesen „Einsichten" sollte es uns nicht schwerfallen, unsere Gedanken und Gefühle an der universalen Harmonie zu orientieren und „mitzuschwingen", um deren natürliches Wirken nicht unnötig zu beeinträchtigen. Wir können zu unserer bewussten Weiterentwicklung gezielt beitragen, indem wir nicht gegen die unterschiedlichen universalen Energien ankämpfen, sondern uns bewusst machen: Die im Universum andauernd wirkenden Kräfte übertragen nicht nur Energien, sondern zugleich auch Informationen. Diese Informationen können wir mit klar-bewusster Wahrnehmung der Realität (und dies ist *unsere eigene Energie-Ebene*) bejahend verstärken und verwirklichen durch unsere positiven Gedanken und Gefühle.

Energetische Bewusstseinsentwicklung hat zum Ziel, unsere selbst gewählte Isolation und Abgrenzung zwischen der Welt und dem eigenen Wesen aufzuheben. Wir haben die Möglichkeit, uns zu öffnen, uns vertrauensvoll einzulassen und einzufügen in das harmonische Zusammenspiel der universellen Energien, die uns grenzenlose Kräfte für unser Wohlergehen zur Verfügung stellen. Aus einer solchen *inneren Verbundenheit* mit den gestaltenden Kräften des

Universums gleichen sich die Energien unserer Gedankenmuster und Gefühlsauswirkungen den kosmischen „Frequenzen" an und wir erfahren diese Übereinstimmung in uns selbst als ein Gefühl tiefer Harmonie.

3 Leben als Entwicklungsgeschehen

Die kosmischen Energien des Universums befinden sich in stetiger Entwicklung und bewirken, dass es sich beständig ausweitet.

Auch wir Menschen sind in dieses Geschehen einbezogen und verspüren – neben dem Wunsch nach Wohlergehen, Gesundheit und Glück – tief in uns ein Streben nach Entfaltung, Weiterentwicklung und Ausweitung unseres Bewusstseins über den Alltag hinaus.

Wenn wir zu einer neuen Bewusstheit, zu Klarheit und Einsicht gelangen wollen, müssen wir dort beginnen, wo wir derzeit stehen und von dort aus näher betrachten, *wer* und *was* wir tatsächlich sind. Das ist nicht allein unsere äußerlich erkennbare Persönlichkeit. Wesentlicher ist unser *inneres Wesen* mit seinen Impulsen und eigenen Energien, die unseren bisherigen Lebensverlauf und unsere Entwicklung maßgeblich gesteuert haben.

In diesem Kapitel wenden wir uns dem persönlichen *Lebensverlauf* zu. Dieser Begriff ist bewusst gewählt; er dient zur Verdeutlichung, dass wir keine Biografie und auch keinen ausführlichen Lebenslauf erstellen wollen. Unser nächster Schritt soll uns vielmehr erkennbar machen, dass unser Leben eigentlich ein fortlaufender Entwicklungsprozess mit Anpassungs- und Lernaktivitäten ist. Im Weiteren wollen wir herausfinden, wie dieses *Werden* in unserer persönlichen Lebensgeschichte stattgefunden hat. Die Öffnung für den „Blick nach innen" ist Voraussetzung für jede weitere Bewusstseinsarbeit.

3.1 Lebensverlauf

Wie finden wir für unser Vorgehen einen konkreten Ansatzpunkt? Dieser Ansatz soll einfach sein und möglichst wenig Aufwand erfordern, zugleich für weitere Schritte ein brauchbares Fundament sein und je nach Bewusstseinsstand erweitert werden können.

Eine gute und belastbare Grundlage bietet ein ta-
bellarischer Lebenslauf in Kurzform, den man
stichwortartig mit Bemerkungen zur *inneren
Entwicklung* anreichert. Es empfiehlt sich,
vorab zu überlegen, welche Hauptaspekte man
besonders ansprechen will. Wer beispielsweise
so etwas wie einen „roten Faden" in seiner Lebensgeschichte erkennen kann oder vermutet,
wird auf diesbezügliche Ereignisse und Ent-
wicklungsschritte bevorzugt eingehen.

Die nachfolgende allgemeine Kurzbeschreibung
von Entwicklungsperioden ist lediglich als Hilfestellung beim Erstellen der individuellen
Kurzfassung gedacht.

Die Unterteilung in Siebenjahres-Perioden ist
eine traditionelle Form; es steht uns frei, auch
anders zu strukturieren (z.B. Alter bis 15, 30, 45,
60, 75 Jahre) oder lebenspraktisch vorzugehen,
indem man den Lebenszeitraum entsprechend
der Vielfalt oder Art von wichtigen Ereignissen
oder Veränderungen in der persönlichen Vita
unterteilt.

Es ist ratsam, diesen Arbeitsansatz kurz und mit
knappen Stichworten zu beginnen und die je-

weilige „Gefühlswelt" skizzenhaft hinzuzufügen. Sofern die Zuordnung einzelner Gefühle oder Stimmungen zu schwierig erscheint, gibt es eine gute Alternative, indem wir mit unseren erinnerten Ereignissen und Gefühlen in anderer Form arbeiten.

Wir halten zu jeder Siebenjahres-Periode möglichst zwei unserer schlimmsten bzw. schmerzhaftesten Erinnerungen mit Stichworten fest (Ereignis und zugehöriges Gefühl). Zum Ausgleich (Harmonieprinzip)fügen wir gleichermaßen zwei der schönsten bzw. wertvollsten Erinnerungen hinzu. Abschließend finden wir zu jeder Erinnerung eine kurze Überschrift.

Es ist nicht erforderlich, sofort sämtliche Lebensabschnitte komplett abzuarbeiten. Man kann zeitversetzt und schrittweise arbeiten oder man beschränkt sich erst einmal auf die ersten drei Perioden (etwa bis zum Alter von 21 Jahren).

Sie verfügen nun über die wesentlichen Informationen für Ihre ersten Arbeitsschritte. Sobald Sie diese Arbeit aufnehmen, beginnt sich Ihr

Alltagsbewusstsein bereits zu weiten durch die „innere Erkundung" und das gefühlsverbundene Verstehen bestimmter Erinnerungen. Zugleich erfahren Sie sich in Ihrer Rolle als *neutraler Beobachter*.

Praktische Hinweise:

Es hat sich bewährt, für Ihre Aufzeichnungen einen Ringhefter zu benutzen, so dass Sie jederzeit „Erweiterungen" einfügen können. Falls Sie mit Ihrem PC oder Laptop arbeiten wollen: Speichern Sie die Dateien auf einem USB-Stick, den Sie im persönliche Gewahrsam halten.

Sie werden feststellen, dass beim Erstellen Ihrer persönlichen Lebensverlauf-Kurzfassung bzw. der ergänzenden „positiven" und der „negativen" Erinnerungs-Notizen Ihr Inneres einiges mit Ihnen macht.

Bleiben Sie dabei ein *neutraler Beobachter* - achten Sie auf Ihre Gefühle, aber bleiben Sie entspannt und gelassen, so dass Ihre Gefühlswelt Sie nicht gefangen hält!

3.2 Allgemeine Entwicklungsperioden

Bereits Aristoteles (384 v.Chr. - 322 v.Chr.) führte zur allgemeinen Entwicklung des Menschen aus: „Ein jedes Lebewesen trägt Ziel und Zweck in sich selber und dieser entfaltet sich seiner inneren Zielstrebigkeit gemäß." Dem entspricht auch unser modernes Menschenbild mit der Auffassung, dass dem Menschen ein immerwährendes Streben nach Entwicklung und Vervollkommnung innewohnt.

Die Einteilung des Lebenszeitraums in Siebenjahres-Perioden ist traditionell überliefert. Die jeweiligen Inhalte entsprechen langjährigen allgemeinen Erfahrungen.

Allgemeiner Lebenszyklus

0 bis 7 Jahre:

Aufbau des Körpers und wesentlicher seelischer Strukturen, Anlage grundlegender Lebens- und Überlebensstrategien, erste charakterliche Prägungen

7 bis 14 Jahre:

Entwicklung eines Ich-Gefühls mit individuellen Reaktionen, Ausbildung eines eigenen Willens, Beziehungen zu Gleichaltrigen, Einordnung in soziale Strukturen

14 bis 21 Jahre:

Das eigene ICH wird entdeckt, überwiegend idealistische Vorstellungen, bewusste Abgrenzung zu den Eltern, Pubertätskrise, tiefes Bedürfnis nach jugendlicher Liebe, weitere Ausprägung der Gefühle, beginnende soziale Verantwortung, Entstehen einer Art Lebensplan, beginnende Selbstentfaltung mit innerer Loslösung vom Elternhaus

21 bis 28 Jahre:

Fortschreiten der Individualisierung und der erwachsenen Lebensgestaltung; Hineinwachsen in die Arbeitswelt, Vorbereitung für Verantwortung und Anerkennung, bei der ICH-Ausprägung bestehen noch Unsicherheiten

28 bis 35 Jahre:

bewusste Nutzung der individuellen Möglichkeiten, die Existenz und das Leben selbst zu gestalten, Geltung wird erreicht, das Gefühlsleben
wird erweitert, ein persönlicher Beitrag zur Ge-
sellschaft kann entstehen

35 bis 42 Jahre:

beginnender Wechsel der Erlebensqualität von
der bisherigen Außenorientierung zur introver-
tierten Gegenseite, Äußeres wird zunehmend
mit Werten und Wünschen im Inneren abgeglichen, geistig-seelische Neuorientierung kann
geschehen, das Bisherige wird häufig als nicht
mehr erfüllend empfunden

42 bis 49 Jahre:

oftmals Überdenken des inneren Wertes von
zwischenmenschlichen Beziehungen, die Motivation für eine Fortführung reicht häufig nicht
mehr, Ängste vor innerer Einsamkeit oder verlassen zu werden, erste Befürchtungen vor dem
Alterungsprozess, neue Schaffensfreude und
Kreativität sind möglich

49 bis 56 Jahre:

Veränderungen des Lebens werden zunehmend bewusst, verstärkte Schutz- und Absicherungsüberlegungen, oftmals grundlegende Neubewertung der Lebenssituation, Selbstverwirklichung steht im Vordergrund, neue Ziele, persönliche Aufwertung und besondere Erfolge sind möglich, ungelöste Wertfragen und verdrängte Emotionen führen zu körperlichen und seelischen Krankheitssymptomen.

56 bis 63 Jahre:

gelingende Verbesserungen der Lebensqualität und der Beziehungen zu anderen Menschen führen nicht selten zu erstarkender Selbstwerdung und Erfüllung. Beim Scheitern der Ansätze droht frühzeitige Erstarrung und Verfestigung von überholten oder erfolglosen Einstellungen und Verhaltensweisen.

63 bis 70 Jahre:

Vielfach ein ruhiges Leben mit innerem Frieden und Gelassenheit. Güte, Erfahrung und vielleicht Weisheit wird an die Nachfolgenden weitergegeben oder auch konkret tatkräftige Hilfe / Unterstützung.

Geschieht dies nicht, belastet Negativität, Freudlosigkeit und Krankheit den Menschen. Nicht selten flüchtet das Bewusstsein aus einer unerträglich empfundenen Situation in die Demenz.

Jenseits der 70 Jahre:

Die Blüte des Alters kann in Harmonie mit sich selbst und der Welt weit über ein Alter von 84 Jahren hinaus erlebt werden bis die Seele sich vorbereitet, in einen anderen Daseinszustand überzuwechseln.

Wenn ihre Zeit gekommen ist, befreit sie sich vom Körper und kehrt zurück zu der ursprünglichen Energie-Ebene, zu der sie vor der körperlichen Geburt gehörte.

Diese kurze Beschreibung allgemeiner Entwicklungsperioden ist lediglich als Anregung und Hilfestellung beim Erstellen Ihrer individuellen Kurzfassung gedacht. Bei den Inhalten handelt es sich um generalisierte Erfahrungswerte; auch sind Beginn und Ende der einzelnen Perioden nicht absolut zu sehen. Sie sind weder zeitlich noch hinsichtlich der Dauer daran gebunden.

4 Seelisch-geistiges Werden

Beim Erstellen der individuellen Kurzfassung des eigenen Lebensverlaufs wird uns deutlich: Unser Bewusstsein nimmt nur das verstärkt auf, worauf wir unsere Aufmerksamkeit gezielt richten.

Deshalb ergeben sich für viele weitergehende Fragen, etwa diese: "Wer bin ich? Und wie bin ich zu dem, was ich heute bin, geworden?"

Wenn wir also verstehen wollen, wie wir uns zu dem entwickelt haben, was wir inzwischen geworden sind, dann müssen wir uns mit dem Wirken unserer Seele befassen. Was also ist es, das uns „beseelt"? Bei *Heinrich Zimmer*, einem großen Indologen, liest sich das in seinem Werk „Der Weg zum Selbst" so: „Alle Geschöpfe verlangen nach Glück ohne Leid und lieben sich selbst am meisten; das beruht darauf, dass Glück ihr innerstes Wesen ist." -

Alfred Adler vertrat nach seinem Bruch mit Freud im Jahr 1911 mit seiner *Individualpsychologie* die Auffassung, dass es die Eindrücke der

Umgebung in der Säuglingszeit sind, die das Kind veranlassen, bei seinem Streben nach Sättigung, Zufriedenheit und Vollwertigkeit in bestimmter Weise zu antworten. Das Kind richtet sein Zärtlichkeitsstreben und weitere existenzielle Bedürfnisse auf andere und entwickelt anpassungsbedingt eine Art „Lebensschablone" für seine weitere seelische Entwicklung.

Die moderne Hirnforschung erklärt es mit den Worten: „Es sind die frühen, vor allem in emotionalen Beziehungen gemachten und im kindlichen Gehirn verankerten psychosozialen Erfahrungen, die seine weitere Entwicklung bestimmen und sein Fühlen, Denken und Handeln fortan lenken." (*Prof. Gerald Hüther*)

Wir fügen unter den Aspekten unserer Betrachtungsweise hinzu: Alle diese prägenden Gedanken und Gefühle sind energetische Prozesse mit vielfältigen Auswirkungen im heranwachsenden Körper.

Insbesondere die körperliche Nähe der Mutter führt zu einer befriedigenden Bindung und ausreichenden Zufuhr von Lebensenergie.

4.1 Pränatale Phase

Sobald nach der Zeugung die Zellteilung ein bestimmtes Stadium erreicht hat, tritt die Seele mit ihrem ewigen Bewusstseins-Anteil in diese Zellstruktur ein; damit setzt ein auf Strukturierung und Steuerung gerichtetes Prinzip ein, um die Wirkung der Lebenskraft in diesem werdenden Körper zu lenken. Dies ist ein übergeordnetes geistiges Wirken durch Information und Energie.

Die Seele kann bereits frühzeitig gewisse Beeinträchtigungen und mögliche Gefährdungen erkennen und Schutzreaktionen auslösen.

Während der Phase im Mutterleib ist das Baby voll und ganz mit der Mutter verbunden – körperlich ist es Teil ihres Blutkreislaufs. Erfährt nun die Mutter extreme Belastungen körperlicher oder seelischer Art, dann bewirken ihre Gedanken und Gefühle, dass ihr Blut mit verschiedenen Hormonen (z.B. Kortisol, Kortison, Noradrenalin) geflutet wird. Bei weiter anhaltendem Stress kommt ein Mangel an bestimmten

Hormonen hinzu (z.B. bei Dopamin und Serotonin). Das Kind ist bis zur Geburt von der Wirkung dieser Botenstoffe voll betroffen; dadurch
werden auch die Persönlichkeitsbildung des
Kindes und sein Lebensgefühl beeinträchtigt.
Immer mehr Forschungsbefunde deuten darauf
hin, dass einschneidende Belastungen während
der Schwangerschaft bleibende Spuren im Gehirn des Ungeborenen hinterlassen können.
Wissenschaftler glauben: Die betroffenen Kinder sind dann ihr Leben lang besonders anfällig
für Stress und in der Folge für Depressionen
oder Angsterkrankungen.

Aus diesen Gründen kann es im Zusammenhang
mit unserer Selbsterforschung bedeutsam sein
zu erfahren, ob die eigene Mutter extremen Belastungen innerer und äußerer Art während der
Schwangerschaft ausgesetzt war.

Im folgenden Abschnitt richten wir den Blick
auf die Zeit nach der Geburt unter dem Aspekt
der seelischen Entwicklung von Kindern.

4.2 Kindheit

Weitere Eindrücke grundlegender Art erlebt das Kind bei seiner Geburt. Erfährt es die Geburt als natürlich-befreiendes Geschehen, so bildet sich ein Ur-Vertrauen in die Welt – empfindet das Kind seine Geburt als besonders komplikations- oder stressbefrachtet oder als Kampf, so wird es das Leben häufig ebenso als Kampf ansehen. Mit dem ersten Atemzug nimmt das Kind die Verbindung zur Welt auf; es erfährt: Ich werde geatmet! Da wirkt eine Energie als sog. Lebenskraft in mir – bis zu letzten Atemzug. Und die Zeitspanne dazwischen heißt *Leben*.

Mit dem ersten Atemzug wird auch das Bewusstsein auf die irdische Existenz gerichtet. Zugleich wird dessen Zugang blockiert zu dem, was wir in dieses Leben als unseren *Wesens-Kern* (wie wir unsere zentrale Essenz und Instanz bezeichnen) mitbringen. Das Bewusstsein ist von da an auf den „Frequenzbereich" derjenigen Schwingungen ausgerichtet, die wir in unserer irdischen Verkörperung wahrnehmen können.

Was die neue Außenwelt anbelangt, fängt unser Bewusstsein bei „Null" an.

Die weitere, überwiegend körperliche Entwicklung geht mit großen Schritten voran. Dabei steht vorerst die Erfüllung existenzieller Bedürfnisse des Kindes im Vordergrund. Hierbei entstehen erste Eindrücke und Erfahrungen mit der unmittelbaren Umgebung; sie werden für das Kind von grundlegender Bedeutung sein für das individuelle Bild von dieser Welt. Doch bevor wir aufgreifen, was sich auf dieser Ebene entwickelt, wollen wir uns vorab mit einer allgemeinen Darstellung der menschlichen Grundbedürfnisse vertraut machen.

4.3 Menschliche Grundbedürfnisse

Der Mensch ist darauf angelegt, die bestmögliche Befriedigung seiner Bedürfnisse (und seiner Ziele) in seinem jeweiligen Lebens-Umfeld zu erreichen. Die *Gestaltung* seiner diesbezüglichen Strebungen orientiert sich zunächst an dem, was von Geburt an aus seiner unmittelbaren Umgebung auf ihn einwirkt oder was er als Mangel empfindet.

Die folgende Übersicht basiert auf der „Maslowschen Bedürfnishierarchie", die auf den amerikanischen Psychologen Abraham Maslow zurückgeht; sie beschreibt menschliche Bedürfnisse und Motivationen in einer hierarchischen Struktur. Diese Übersicht wurde hier aufgenommen, um uns zu helfen, den eigenen Werdegang detaillierter nachzuvollziehen.

Bedürfnishierarchie

nach Abraham Maslow

1 Existenzbedürfnisse

Die Grundlage bilden die existentiellen Bedürfnisse, also bei der Gewährleistung von Nahrung, Kleidung, Wärme, Schlaf, Ruhe und Entspannung. Wenn die existentiellen Bedürfnisse nicht erfüllt werden, ist für das Unterbewusstsein das

Überleben gefährdet, d.h. es unterstellt Lebensgefahr.

2 Sicherheitsbedürfnisse

Sind die existentiellen Bedürfnisse befriedigt, wird das Bedürfnis nach Sicherheit, Stabilität, Ordnung, Schutz, Freiheit von Angst und Chaos, Struktur, Ordnung und Gesundheit wach. Menschen wünschen sich eine vorhersagbare Welt, Inkonsistenz und Ungerechtigkeit verunsichern sie. Wenn die physiologischen Bedürfnisse befriedigt sind, die Sicherheitsbedürfnisse aber nicht, bestimmen diese weitgehend durchgängig unser Verhalten.

3 Soziale Bedürfnisse

In der nächsten Stufe der Priorität stehen nach Maslow die sozialen Bedürfnisse. Der Mensch möchte nicht vereinsamen oder isoliert sein, sondern mit Gleichgesinnten zusammen (zugehörig) sein, möchte angenommen, verstanden und geliebt werden.

4 Wertschätzungen

Bei der darauf folgenden Stufe geht es um die eigene Wertschätzung und die Wertschätzung durch andere Personen: Der Mensch möchte sein Selbstwertgefühl stabilisieren. Das Bedürfnis umfasst einerseits den Wunsch nach Fähigkeit, Leistung, Stärke und Kompetenz, zum anderen das Bedürfnis nach Prestige, Status, Anerkennung und Macht.

5 Selbstverwirklichung

Als oberste Zielsetzung gilt das Bedürfnis nach Selbstverwirklichung, d.h. das Streben nach Entfaltung des eigenen Potenzials sowie der eigenen Lebens- und Wertvorstellungen. Der Mensch drängt danach, die Einheit seiner Persönlichkeit zu erleben, er ist auf der Suche nach (seiner) Wahrheit, nach eigener Erkenntnis. Er will sich selbst und weitere Zusammenhänge verstehen, möchte sich selbst „leben" und verwirklichen können. Und er wünscht sich, innere Ruhe, Glück und Harmonie auf Dauer erleben zu können.

4.4 Kindheit und Bedürfnisse

Wir alle wissen, dass Kinder neben den physiologischen Grundbedürfnissen erster Linie beständige liebevolle Zuwendung und Zärtlichkeit, Regulation, körperliche Unversehrtheit und Sicherheit benötigen.

Dies bringt uns jedoch bei unserer Selbsterforschung nicht direkt weiter. Wir brauchen einen Ansatz, der uns erkennen lässt, inwiefern wir als Kind empfunden haben, dass unsere unmittelbaren Bezugspersonen (in der Regel die Eltern und nahe Verwandte) unsere wahren Bedürfnisse erkannt haben und imstande waren, uns das zu geben, was wir gebraucht haben.

Es geht dabei nicht um „Abrechnung" oder um „Schuldzuweisungen", sondern darum, wie wir in der Kindheit bestimmte Verhaltensweisen, Meinungsäußerungen und Erziehungsmaßregeln der Eltern *subjektiv empfunden* haben. (Dies muss nicht zwingend der damaligen Realität entsprechen). Die dadurch ausgelösten Empfindungen und deren individuelle Interpre-

tation waren zur damaligen Zeit aktuelle Gefühls-Energien, die in eine zukunftsgerichtete
Maßgabe (Entschlussfassung und Festlegung
von Verhaltensmustern) für unsere weitere Lebensgestaltung umgewandelt wurden.

Der Neurobiologe *Gerald Hüther* hat in diesem
Zusammenhang ausgeführt: "Alles beginnt damit, dass Kinder sich bedingungslos gewollt, akzeptiert und geliebt fühlen. Das ist der Schlüssel
für die gesamte Entwicklung. Wenn die emotionale Struktur in einem Kind nicht stabil und positiv ist, dann werden alle weiteren Entwick-
lungsprozesse nicht vollständig durchlaufen."

Wir wissen, dass die wesentlichen Prägungen
und Strukturen im Kind in den ersten sechs Lebensjahren stattfinden. Zugleich haben sich im
Kind Verhaltensweisen und Strategien entwickelt, mit denen einerseits seine Bedürfnisse befriedigt und andererseits die Anforderungen seiner Umgebung erfüllt werden. Aus diesen Erfahrungen, die dem Kind von der Außenwelt
vermittelt werden, entwickelt die Seele ihre individuelle Zielsetzung für die Zukunft. Daraus

entsteht – zunächst noch ungeformt und fragmenthaft – eine Art *Lebensschablone,* die auch *Lebenslinie* oder *Bewegungslinie* genannt wird, auf der sich das Unterbewusstsein im weiteren Leben stets bewegt. Die ersten Ansätze hierzu bilden sich bereits in den ersten Lebensmonaten des Kindes. Sie sind zwar wandelbar, beeinflussbar und werden beständig ergänzt und ausgebaut. Doch nach den Erkenntnissen der *Individualpsychologie* verändern Menschen sich seit ihrer Kindheit nicht sehr in ihrer *Grundhaltung* zum Leben, auch wenn sich ihr *äußeres* Verhalten im Lauf der Jahre verändert und sehr unterschiedlich ist.

Wenn wir uns also verstärkt den ersten Lebensjahrsiebten zuwenden, liegen dort – vom Ansatz her – die größten Chancen für grundlegende Antworten auf die Frage: "Wer bin ich?"

Zur Erinnerung: Alles Verhalten ist darauf gerichtet, innere Bedürfnisse zu erfüllen, d.h. die gefühlte Differenz zwischen SOLL und IST (zwischen Bedarf und realer Zufuhr spezifischer Energie) auszugleichen.

Dabei ist letztlich entscheidend, auf welche Art und Weise wir mit unseren Erfahrungen diesbezüglicher Art umzugehen gelernt haben. Es sind einerseits entwicklungsfördernde Verhaltensweisen für ein erfolgreiches und erfülltes Leben, sie können aber auch einschränkend, behindernd oder blockierend wirken und langfristig krank machen.

4.5 Wirken der Erfahrungen

Wir greifen nun auf unsere stichwortartigen Notizen zum ersten Lebensjahrsiebt zurück, die ansatzweise mit Anmerkungen zur unserer damaligen „Gefühlswelt" versehen sind. Oder wir können auf zwei der schönsten und zwei der schmerzlichsten Erinnerungen in diesem Zeitraum aufbauen (vgl. Kapitel 3.1). Sie werden uns den Einstieg in eine erweiterte Rückerinnerung erleichtern.

Wir wollen uns ganz entspannt in diese Kindheitsphase zurückversetzen und uns fragen:

„Wie habe ich mich damals gefühlt und was habe ich dabei gedacht?"

Generell mussten wir uns als Kind gehorsam fügen und sollten am liebsten keine Probleme machen. Auch wenn uns die Eltern Zärtlichkeit, Zugehörigkeit, Geborgenheit und direkten Kontakt geboten haben – im täglichen Miteinander bleiben seelische Verletzungen nicht aus.

Die Eltern haben uns das vermittelt, was sie für gut und richtig hielten und abgelehnt, korrigiert oder bestraft, was sie als falsch oder böse angesehen haben („Ich will doch nur, dass ein anständiger Mensch aus dir wird").

Hat die Lebenssituation der Eltern es überhaupt zugelassen, sich darüber hinaus mit dem zu befassen, was *unsere* Wünsche, Gefühle und stillen Ängste waren? Oder waren sie zu sehr mit sich selbst und ihrem Leben beschäftigt, so dass emotionale Defizite ihres Kindes unbeachtet blieben? Oder mussten wir die Ehe der Eltern als stark problembelastet erleben? Litt die Mutter vielleicht sehr unter diesen Verhältnissen, so dass wir uns als Kind für ihr Wohlergehen verpflichtet fühlten?

Wie tief gingen unsere Enttäuschungen, die mit Angst verbundene Unsicherheit und das Gefühl, wertlos oder nicht willkommen zu sein? Was haben wir als Ablehnung, Verurteilung oder an körperlichen Bestrafungen erlebt?

Haben wir als Kind unsere Bedürfnisse und Wünsche eingefordert oder immer hintenangestellt, um nicht abgewiesen zu werden? Meinten wir, Zuspruch und Nähe nur bei eigenem Wohlverhalten zu bekommen?

Aus welchem Grund haben Einzelne von uns irgendwann die innere Bindung „aufgekündigt"? („Ich werde nie mehr über ein tiefes Gefühl oder ein Herzensanliegen mit euch reden.") Manchmal schützt sich die Seele vor der Wiederholung äußerst schmerzhafter Erlebnisse und Erfahrungen, indem sie bestimmte Gefühle „einfriert" und Bedürfnisse verdrängt. Dies alles verzehrt viel Lebensenergie, gefolgt von seelischen und körperlichen Verhärtungen.

Ähnlich hoher Energieverbrauch entsteht, wenn der Ausgleich von emotionalen Defiziten über

Ersatzbefriedigungen gesucht wird, das ursprüngliche Bedürfnis dadurch aber nicht erfüllt werden kann.

Was bleibt, sind Enttäuschungen und hohe Anspannung, weil wir zusätzlich versuchen, unsere Misserfolge mit hohem Energieaufwand vor anderen und auch vor uns selbst zu verbergen.

Es ist nicht möglich, diesen ganzen Komplex erschöpfend zu behandeln. Aus der Erkenntnis heraus, dass wir lebenslang aufgrund von inneren Verhaltensmustern reagieren, die sich in der Kindheit gebildet haben, ist es für die eigene Weiterentwicklung sehr vorteilhaft, sie aufzuspüren und sich bewusst zu machen.

Vielfach werden die Erinnerungen an die ersten sieben Lebensjahre nicht sehr ergiebig sein. Es bietet sich daher an, den Betrachtungszeitraum etwa bis zum 21. Lebensjahr auszudehnen und der Kurzfassung des Lebensverlaufs zunächst hinzuzufügen, an welche belastenden und einschränkenden Gefühle und Gedanken wir uns erinnern und welche Verletzungen oder Ängste damit verbunden waren. Ja, auch solche Ängste sind uns eigene Energien, die wir nicht durch Abwehr, Verdrängung oder Flucht auflösen können.

Wir müssen sie aber keineswegs erneut voll durchleben – es genügt an dieser Stelle, sich ihrer bewusst zu werden.

Dabei ist unsere Situation zwar nicht angenehm, aber ehrlich. Und sie ermöglicht uns eine erwachsene Betrachtung und Aufarbeitung, mit der wir aus unserer *Opferrolle* herauskommen.

4.5.1 Mangel- und Verletzungsgefühle

Bei der Erinnerung an belastende und verletzende Ereignisse bewegt uns zwangsläufig eine Reihe von negativen Gefühlsbewegungen und Gedanken. Doch wir stehen damit nicht allein. Auch andere haben als Kind ihren Anteil an

„Grund-Schmerzen" erlebt, beispielsweise abgelehnt, ausgegrenzt, ausgeliefert, benutzt, einsam, nicht geachtet zu sein und vieles mehr.

Hinzu kamen vielleicht noch starke negative Emotionen wie Hass, Wut oder Zorn, mit denen das seelische „Organ" versucht hat, unsere Verletzungsgefühle abzubauen. Es will, dass wir weiterem Schmerz entgehen, ihn abwehren oder dass wir uns verschließen oder flüchten. Und jeder Gedanke erzeugt automatisch Gefühle, die wiederum neuro-chemische Aktionen im Körper auslösen. Wiederholen sich solche Vorgänge häufig in gedrängter Folge, so können sie zu bleibenden körperlichen Schäden führen.

Wenden wir uns jetzt wieder den Lebensabschnitten bis etwa zum 21. Lebensjahr zu und nehmen unsere Notizen über unsere schlimmsten bzw. schmerzlichsten Gefühle zur Hand.

Wir fügen weitere Erinnerungen mit Mangel- und Verletzungsgefühlen bis zum Ende des dritten Lebensjahrsiebts hinzu.

Zugegeben, der Umgang mit Gefühlen dieser Art ist für viele ungewohnt. Am liebsten verdrängt man sie; man will sich nicht damit beschäftigen und sie baldmöglichst loswerden. Das ist normal – und menschlich.

Wir wollen an dieser Stelle jedoch unsere Abwehrimpulse verständnisvoll zurückhalten, um anhand der Gefühle in Kindheits- und Jugendtagen uns kennen und verstehen zu lernen. Mit dem Verstehen kommen wir uns selbst wieder näher, so dass die eigene Entwicklung nachvollziehbarer wird. Das ist unser „Licht am Ende des Tunnels" bei diesem Vorgehen!

Falls sich unsere „alten" schmerzbehafteten Gefühle mit aktuellen Gefühlen und Gedanken vermischen, können wir in ein tiefes Loch fallen. Davor retten wir uns durch konzentrierte Rückführung des Bewusstseinsmittelpunkts zu unserer Ausgangssituation im aktuellen JETZT. Wir trennen zwischen Empfindungen und Gedanken in dieser Position und den Gefühlen aus der erinnerten Vergangenheit, die wir nun aus der Sicht des Erwachsenen und seiner Lebenserfahrung betrachten können.

Der nächste Arbeitsschritt besteht darin, den erinnerten Gefühlen diejenigen unserer Bedürfnisse zuzuordnen, die verletzt oder nicht erfüllt wurden. Um dies herauszufinden, können wir die nachfolgende „Liste der Mangel- und Verletzungsgefühle" als Hilfsmittel benutzen. Wir wählen zuerst ein erinnertes Ereignis mit den zugehörigen Gefühlen aus. Dann richten wir unsere Aufmerksamkeit entspannt nach innen in den Herz-, Brust- und Bauchraum und prüfen, welche der in der Liste zugeordneten Bedürfnisse zu unseren erinnerten Gefühlen passen.

Gehen Sie Ihre Mangel- und Verletzungsgefühle schrittweise durch, konzentrieren Sie sich auf das jeweilige Gefühl und suchen Sie bei den zugeordneten Bedürfnissen nach „stimmiger" Resonanz. In besonderen Fällen wird sich zeigen, dass die Liste bei den Gefühlen als auch bei den Bedürfnissen Ihrer Situation nicht oder unzureichend gerecht wird. Also finden Sie bitte eigenständig heraus, was Sie für zutreffend erachten. Ist die Resonanz gut, können Sie eine körperliche Entspannung und eine tiefe Verbundenheit zu sich selbst spüren.

Beispiel:

1 Ereignis / Anlass

Auf Ungehorsam folgte nach den elterlichen Vorhaltungen: "Geh in dein Zimmer! Bis heute Abend will ich dich nicht mehr sehen."

2 Gefühle / begleitende Gefühle

Abgelehnt, ausgegrenzt, isoliert, ungeliebt, zugleich: hilflos, traurig

3 Bedürfnisse

Annahme, Gemeinschaft, Geborgenheit, Güte, Liebe, Nähe, Verbindung, Verständnis, Zugehörigkeit

Sie tun gut daran, sich bei diesem Vorgehen Zeit zu lassen. Gehen Sie nach innen in Ihr jeweiliges Gefühl und fragen Sie Ihr Herz, was es damals gebraucht hätte.

Entsprechende Beispiele werden bewusst nicht angeführt, damit Sie möglichst nicht über den Verstand arbeiten, sondern Ihr Herz sprechen lassen, um zu sich selbst zu finden. In Ihrem

Herzen können Sie dasjenige bewegen und zu neuem Leben erwecken, was wegen seiner Problemhaftigkeit viel zu lange von Ihrem Bewusstsein verdrängt, d. h. unterdrückt worden ist.

Eigentlich dürfte Ihnen jetzt auch bewusst werden, welch ein hoher innerer Energieaufwand dafür permanent erbracht werden musste. Wäre es nicht besser, wenn Sie diese Energie aktiv für die Erfüllung Ihrer wichtigsten Bedürfnisse einsetzen könnten?

Stellen Sie bitte aus dieser Sicht Ihre *persönlichen* Bedürfnisse in einer Aufstellung „Meine unerfüllten und verletzten Bedürfnisse" zusammen. Sie können neue Erkenntnisse hinzufügen, Ihre Gefühlsangaben abändern, aber auch Ergänzungen oder erläuternde Zusätze aufnehmen.

Lassen Sie sich im Übrigen nicht verunsichern, wenn Sie woanders lesen, dass zwischen „echten" und „unechten" Gefühlen und Bedürfnissen zu unterscheiden sei. An dieser Stelle ist das nicht erheblich. Bleiben Sie einfach bei dem, was Sie empfunden haben und vertrauen Sie auf Ihre Gefühle – es geht hier einzig und allein um Sie und Ihr eigenes Verständnis! Die nachfolgende Liste ist nicht erschöpfend; sie soll Anregungen geben und muss nach individuellem Bedarf ergänzt werden.

Liste der Mangel- / Verletzungsgefühle

Gefühle	**Bedürfnisse**
abgelehnt	Annahme, Freundschaft Verständnis, Wertschätzung
abgewiesen	Nähe, Kontakt, Liebe, Güte Gemeinsamkeit, Verständnis
ausgegrenzt	Gemeinschaft, Kontakt, Verbindung, Zugehörigkeit,
benutzt	Achtung, Rücksicht, Wertschätzung
belogen	Ehrlichkeit, Sicherheit, Vertrauen
einsam	Annahme, Kontakt, Wertschätzung
erniedrigt	Respekt, Wertschätzung
gedemütigt	Achtung, Anerkennung Bedeutung, Wertschätzung

ignoriert	Bedeutung, Kontakt
	Verbindung, Zugehörigkeit
isoliert	Geborgenheit, Fürsorge,
	Verbindung, Zugehörigkeit
schlecht	Anerkennung, Respekt,
	Wertschätzung
unterdrückt	Beachtung, Gleichwertigkeit
	Rücksicht, Selbstbestimmung
ungeliebt	Liebe, Nähe, Verbindung,
	wichtig sein
verlassen	Fürsorge, Geborgenheit,
	Verbindung, Zugehörigkeit
verleugnet	Achtung, Unterstützung,
	Wertschätzung
verraten	Verlässlichkeit, Vertrauen,
	Loyalität
verurteilt	Achtung, Gerechtigkeit,
	Rücksicht, Wertschätzung

Begleitende Gefühle

Angst, angespannt, ängstlich, bitter, entsetzt, enttäuscht, erschrocken, fassungslos, hilflos, mutlos, Scham, schwach, traurig, unsicher, verletzt, verloren, wertlos

Auch diese Aufzählung ist nicht erschöpfend; sie soll Anregungen geben und kann nach individuellem Bedarf ergänzt werden.

4.5.2 Schuldgefühle

Im vorigen Kapitel ging es um Mangel- und Verletzungsgefühle in der Kindheit und der Jugendzeit, die uns geprägt haben.

Im Zuge dieser Erinnerungen können uns aber auch zeitlich spätere, schmerzbehaftete Gefühle ähnlicher Art bewusst werden. Diese Gefühle sollten wir als „Angebote" unseres Unterbewusstseins annehmen, darauf eingehen und auf mögliche Ähnlichkeiten mit den vorigen Gefühlen achten.

Bei den Mangel- und Verletzungsgefühlen haben *andere* unsere Bedürfnisse unzureichend, falsch oder gar nicht erfüllt.

Bei den *hier* betrachteten, leidhaften Gefühlen sehen wir uns *selbst als Verursacher*. Es sind Gefühle, die als Folge unseres eigenen Verhaltens entstanden sind wie z. B. Schuld, Scham, Leid. Sofern sie uns noch immer belasten, quält uns die Einschätzung, damit nicht fertig geworden und keine „Erlösung" gefunden zu haben.

Diese belastenden, erdrückenden und mit psychischem Schmerz verbundenen Gefühle beruhen auf unserer negativen Bewertung dessen, was wir in der Vergangenheit gesagt, getan oder unterlassen haben. Hier kann sich bereits der erste „Fehler" zeigen, wenn man zu hohe Erwartungen oder unerfüllbare Anforderungen an sich selbst hatte (z. B. „Ich mache keine Fehler").

Im Alltag belassen wir es aber nicht bei der Bewertung des eigentlichen „Fehlverhaltens". Warum fühlen wir uns *insgesamt* als schlecht, geringwertig und schuldig – einfach als Versager? Sehen wir genauer hin, so erkennen wir unter dieser Gefühlsschicht das positive Bestreben unserer Wesens-Anteile (z. B. gütig, verständnisvoll, entlastend, verzeihend oder tröstend sein zu wollen), das durch unser Verhalten nicht hinreichend erfüllt wurde. Wir haben also nicht „wesens-gerecht" gehandelt. Und daraufhin antwortet unser seelisches „Organ" (wie bei einem *Reflex*) mit Gefühlen der Schuld oder der Scham – ggf. verbunden mit dem Impuls, dies nach Möglichkeit durch Wiedergutmachung auszugleichen.

Typisch für diese Kategorie sind z. B. nachwirkende Schuldgefühle bei Eltern(-teilen) wegen vermeintlicher oder tatsächlicher Fehler bei der Erziehung ihrer Kinder. Gewiss, man weiß, dass diese Handlungen nicht rückgängig zu machen sind – aber das ist es ja, was so quälend wirkt.

Doch wozu dienen solche Gefühle und Selbstvorwürfe?
Wem nutzen sie? Wir neigen ja dazu, sie zu verdrängen, um sie loszuwerden. Aber nicht angenommene Gefühle bringen uns aus dem Gleichgewicht und belasten uns, bis wir uns ihnen zuwenden, sie annehmen und sie ausgleichen können.

Es genügt im Allgemeinen, die Verantwortung für eigenes Fehlverhalten zu übernehmen und ungewollte Auswirkungen aufrichtig zu bedauern bzw. zu bereuen. Falls Wiedergutmachung möglich ist, erleichtert sie unsere Entlastung ganz erheblich.

Sie können der „Aufstellung Ihrer persönlichen Bedürfnisse" nun diejenigen Bedürfnisse hinzufügen, die Sie in Verbindung mit Ihren Schuldgefühlen als grundlegend erkannt haben.

Als Arbeitshilfe bietet es sich an, die folgenden Aussagen zu ergänzen:

- „Eigentlich hätte ich damals lieber . . .
     . . . ."

- „Wenn ich es nochmal zu tun / zu
     entscheiden hätte, dann würde ich . . .
     . . . ."

- „Wenn ich könnte, würde ich heute
     stattdessen . . . . . ."

Sie werden sehen, dass Sie bei Ihren positiven Wesens-Anteilen und deren Impulsen ankommen.

Es ist zwar nicht möglich, vergangene Handlungen ungeschehen zu machen oder abzuändern. Wir können jedoch für die Zukunft und unsere Entwicklung daraus lernen. Und damit ist es genug!

Es macht keinen Sinn und erbringt keinen Nutzen, sich weiterhin ständig abzuwerten, zu verurteilen und still daran zu leiden. Im Gegenteil, dadurch verstärkt man das Ganze energetisch weiterhin.

Ein verantwortungsbewusster, gereifter Umgang mit eigenen Schuldgefühlen gebietet es vielmehr, sich davon zu lösen und die bisherige Einstellung (Selbstabwertung) aus innerer Überzeugung baldmöglichst aufzugeben.

Dadurch setzen Sie erhebliche Energien wieder frei, die von diesem Komplex ständig verbraucht wurden. Auf der Gefühlsebene drückt sich das als Erleichterung und zunehmende Lebensfreude aus.

Zur *Aufarbeitung und Entlastung* ist es wichtig,

- den Sachverhalt vollständig bewusst
  zu machen (ggf. mit „Randbedingungen"
  wie z. B. Stress).

- zu berücksichtigen, welche Umstände,
  Einwirkungen, Entwicklungen und
  Zusammenhänge (z. B. „Zeitgeist",
  familiäre/persönliche Gegebenheiten,
  Gesundheitszustand)
  zu der betrachteten Situation
  beigetragen oder sie unausweichlich
  herbeigeführt haben.

- sich zu erinnern, dass man damals
  glaubte, gut und richtig zu handeln.

- in Verantwortung für das eigene
  Wohlergehen wieder ein inneres
  Gleichgewicht herzustellen.

- einzusehen, dass es den komplett
  fehlerfreien und vorbildlichen
  Menschen nicht geben kann.

Es gehört zu uns Menschen, „fehlbar" zu sein.
Dieses Unvollkommensein ist Teil des

Menschlichen - es verbindet uns gewissermaßen miteinander. Wenn Sie es geschafft haben,
diesen Arbeitsschritt zu erledigen, können Sie
eine Erholungspause gebrauchen. Es war ein
ordentliches Stück Arbeit sich diesen Erinnerungen zu stellen und damit zurechtzukommen.
Wenn Sie das schaffen konnten, stehen Ihnen
zu Recht einige Belohnungsgefühle zu!
Also, tun Sie sich etwas Gutes an und genießen
Sie es bewusst.

Im nächsten Abschnitt wenden wir uns nun den
besonders schönen und guten Erinnerungen zu.
Dabei können wir den Unterschied fühlen lernen
zwischen *lebensförderlichen* positiven Gefühlsenergien und den schmerzlichen und *einschränkenden* Gefühlsenergien aus der Vergangenheit.

4.5.3 Essenzielle Erfüllung

An dieser Stelle erweitern wir unsere Suche
nach solchen Erinnerungen, die im positiven
Kontrast zu unseren einengenden und schmerzhaften Erinnerungen stehen. Wir wählen solche
Ereignisse und Erfahrungen aus, bei denen wir

Entfaltung, Entwicklung, Erfüllung, Erkenntnis, Fortschritt, Freiheit, Freude, Glück und Liebe, Selbstwert und Wachstum erfahren konnten. Bei den Mangel- und Verletzungsgefühlen betrachteten wir die negativen Auswirkungen von Außenreizen. Bei den Erfüllungsgefühlen blicken wir auf die positiven Reaktionen unseres *inneren Wesens-Kerns.*

Alles, was in uns gute und energiereiche Gefühle auslöst, hat Resonanz mit unseren eigentlichen, unverfälschten Wesens-Anteilen (Essenz); sie stärkt, d.h. bestärkt im Innern das, was uns „beseelt", regt uns zur Wiederholung an und aktiviert die benötigte Lebenskraft. Wir spüren im Innern: „Das bin Ich – und zwar genau so, wie ich eigentlich gemeint bin!" Durch diese positive Resonanz werden im Körper eine Reihe von biochemischen Botenstoffen freigesetzt – hauptsächlich *Dopamin* in Verbindung mit *Noradrenalin, Serotonin* und *β-Endorphin.* Sie sorgen dafür, dass wir dankbar Belohnungs- und Erfüllungsgefühle empfinden. Körperlich werden Spannungen, Hemmungen und Blockaden abgebaut; unser inneres Potenzial kann wieder frei fließen.

Wir gehen im Weiteren so vor, dass wir stichwortartig in einer Aufstellung unsere wichtigsten Erinnerungen mit positiven Erfüllungsgefühlen bis etwa zum 21. Lebensjahr erfassen.

Danach können Sie beginnen, jedem erinnerten Ereignis zugehörige Erfüllungsgefühle zuzuordnen. Entsprechende Anregungen finden Sie in der nachfolgenden Liste der „Essenziellen Erfüllungsgefühle", die nach Belieben erweitert werden kann.

Im nächsten Arbeitsschritt wollen wir herausfinden, wie die erfassten Gefühle sich auf essenzielle Wesens-Anteile auswirkten und welche Strebungen davon betroffen waren.

Dazu richten Sie Ihre Aufmerksamkeit entspannt nach innen in den Herz-, Brust- und Bauchraum und prüfen, bei welchen Begriffen der Liste Sie „stimmige" Resonanz verspüren. Lassen Sie sich Zeit. Vertrauen Sie auf Ihr Gespür. Weichen Sie nicht aus in rationale Überlegungen oder Begründungen! Das Ziel ist der

Kontakt zu Ihrem Wesens-Kern - und nicht die Arbeit mit dem Kopf!

Bei guter Resonanz können Sie körperliche Entspannung und eine Verbundenheit zu sich selbst spüren.

Beispiel 1

Ereignis / Anlass

Geschenk eines neuen Sportrades mit Gangschaltung

Gefühle

Begeistert
Bereichert

Konkretisierung / Auswirkung

neues Rad hebt Selbstwertgefühl, erweitert den Erlebnis-Radius, ermöglicht, der familiären Enge zu entkommen

Sie sind nicht allein auf die Begriffe der Liste angewiesen; das sind nur Anregungen.

Achten Sie auf Ihre Gefühle und welche Wesensanteile (mit ihren Strebungen) angeregt wurden.

Verfassen Sie Ihre Notizen in eigenen Worten, so dass Ihre Befindlichkeiten zum Ausdruck kommen – das, „was Sie im Innern bewegt hat".

Beispiel 2

Ereignis / Anlass

Beginn der Berufsausbildung oder
Beginn des Studiums
Auszug aus dem Elternhaus

Gefühle

erfreut
hoffnungsvoll
befreit

Konkretisierung / Auswirkung

Entfaltungsmöglichkeit, Wissenszuwachs, Können Eigenständigkeit, selbstbestimmt leben Loslösung von erdrückender Elternhaus-Atmosphäre

Entdecken Sie anhand der Gefühle, welche An-
teile Ihres Wesens-Kerns (Essenz) in ihrem
Streben nach Realisierung von dem erinnerten
Ereignis angeregt wurden. Sind die erfassten
Auswirkungen für Sie „stimmig"?

Essenzielle Erfüllungsgefühle:

ausgeglichen	ermutigt
beeindruckt	frei
beflügelt	froh, fröhlich
befreit	geborgen
befriedigt	gelassen
begeistert	geliebt
bereichert	getröstet
beruhigt	glücklich
beschwingt	hoffnungsvoll
dankbar	leicht
entlastet	optimistisch
entspannt	selig
erfreut	sorgenfrei
erfüllt	unbeschwert
erleichtert	vital
erlöst	zufrieden

Essenzielle Wesensanteile

Es geht um Anteile unseres ursprünglichen, unverfälschten Wesenskerns wie z.B.

Liebe – Freiheit - Freude - Frieden Glück - Lust - Klarheit - Stärke - Wachstum Willenskraft - Wertschätzung

und unsere *Strebungen nach*:

Erkenntnis - Entwicklung
Verwirklichung - Ausgleich
Harmonie - Erfüllung - etc.

Diese Liste ist nicht erschöpfend; sie bedarf der persönlichen Erweiterung.

Zusammenstellung

Die notierten *Konkretisierungen / Auswirkungen* zu jedem positiven Ereignis führen Sie bitte in einer Aufstellung „Meine essenziellen Wesens-Anteile" zusammen.

Dabei gewinnen Sie weitere Einsichten, z.B. anhand von mehrfach genannten oder ähnlichen Wesensanteilen und ihren Strebungen. Falls Sie durch aufkommende Erinnerungen Notizen über weitere Erfüllungs-Erlebnisse (auch über das

21. Lebensjahr hinaus) hinzunehmen möchten - nur zu, es ist sehr vorteilhaft. Sie können weitere Wesens-Anteile entdecken und vielleicht bereits gewisse Zusammenhänge erkennen.

Wer bis hierher durchhalten konnte, hat sich etliche Achtungspunkte verdient.

Mit Ihren persönlichen Aufstellungen über Ihre *unerfüllten Bedürfnisse* und Ihre *essenziellen Wesensanteile* haben Sie sich eine belastbare, wertvolle Entwicklungsgrundlage geschaffen, auf die wir uns im weiteren Vorgehen stützen werden.

4.6 Glaubenssätze

Glaubenssätze sind tief verankerte Überzeugungen über die Welt oder uns selbst, mit denen eine Bedeutung, Wertung oder Ursache bzw. Wirkung verbinden. Sie dienen dazu, unsere aufgenommenen Informationen schnell und sicher einzuordnen und unverzüglich darauf reagieren zu können. Sie entsprechen damit unserem Streben nach Sicherheit, Stabilität und Kontinuität.

Es kann sich um förderliche oder einschränkende Überzeugungen handeln. Einschränkende Glaubenssätze hindern uns daran, unsere Wünsche und Ziele zu erreichen. Oft handeln wir auch nach unseren alten Glaubenssätzen, die in unserer Kindheit und Jugend entstanden sind; danach haben wir sie nie mehr bewusst überprüft.

Negative Glaubenssätze über mich selbst sind Aussagen über vermeintliche Unvollkommenheiten, Mängel bzw. Fehler in mir, die sich als feste Überzeugungen ("Denk- und Glaubensmuster") in meinem Unterbewusstsein verfestigt haben. Vorhandene Glaubenssätze beziehen ihre Energie aus häufigen Bestätigungen. Dementsprechend wird die wahrgenommene Realität (unbewusst) für mein Bewusstsein umgeformt bzw. uminterpretiert. Somit wirken sich meine Glaubenssätze maßgeblich auf meine Wahrnehmung, meine Gedanken und mein Handeln aus.

Beispiele:

Ich schaffe das nicht! Ich bin es nicht wert, geliebt zu werden. Ich habe nie Erfolg! Dafür bist du zu jung! Das kannst du einfach nicht. Erst mal an die Anderen denken!

Wie entstehen solche Überzeugungen? Die Erfahrungen mit den Eltern und anderen Bezugspersonen lösen neben Gefühlen auch weitere Gedanken und ggf. Entschlüsse aus (Was habe ich gedacht nach dem Ausspruch meiner Mutter: "Spiel für dich allein"?) Welche Gedanken haben mich beherrscht, wenn ich zur Strafe für ungehorsames Verhalten für den Rest des Tages in mein Zimmer geschickt wurde? („Ich bin ungeraten und deshalb ungeliebt!") Und mit jeder Wiederholung verfestigte sich dieser Gedanke zu dem Glaubenssatz: „Ich bin nicht liebenswert!" Denn wenn meine Eltern mich in dieser Form ablehnen, dann muss ich ja so sein. Ihr Verhalten wurde somit akzeptiert und die eigenen Gedanken hinterfragt man als kleines Kind nicht. So entsteht durch eine *Identifikation* ein sogenannter Glaubenssatz.

Ähnlich verhält es sich mit abwertenden Aussprüchen unserer Eltern und weiterer Bezugspersonen. Als Kind machten wir uns deren Aussage zu eigen, wir *identifizierten* uns damit.

Notieren Sie bitte alle Sätze dieser Art, die Ihnen im Zuge Ihrer Erinnerungen einfallen, unter dem Titel „Negative Glaubenssätze und Überzeugungen". Das gelingt beim ersten Anlauf nie vollständig, denn dieser Erinnerungsprozess zieht sich über längere Zeit hin und bringt gewiss auch andere Sätze zutage, mit denen wir uns selbst beschränken oder sabotieren.

Man braucht schon Ehrlichkeit und Ausdauer, um diese sehr persönliche Auflistung fortlaufend zu aktualisieren. Der kurzfristige Vorteil besteht darin, dass man durch kritische Betrachtung Schritt für Schritt Abstand dazu gewinnt und den Wirkungen nicht mehr absolut ausgeliefert ist.

Es gibt gute Möglichkeiten, sich aus diesen –
teils unbewussten - Identifikationen erfolgreich
zu lösen. Im Allgemeinen wird empfohlen, negative Glaubenssätze aufzulösen und durch
neue positive zu ersetzen.

Hilfreich sind z.B. folgende Techniken: Affirmationen, NLP – Neurolinguistisches Programm-
mieren, EFT – Emotional Freedom Techniques.

Hierzu an dieser Stelle kurz das Wesentliche:

Das Auffinden und Auflösen negativer Glau-
bensätze lässt sich nicht einfach „aus dem Ärmel
schütteln".

Jedem negativen Glaubenssatz liegen dementsprechende Gefühle und weitere Bestätigungen
zugrunde. Um sich von dem unerwünschten
Glaubenssatz zu lösen ist es notwendig, vorab
die damit verknüpften Emotionen zu „neutrali-
sieren". Es geht darum, die „emotionale Aufladung" aus den Erfahrungen der Vergangenheit
abzubauen und somit dem Glaubenssatz seine
Energie zu entziehen. Solange Sie ihn einfach

nur bekämpfen, führen Sie ihm stets neue Energie zu.

Es ist also nicht ausreichend, in jedem Einzelfall einfach nur einen positiven Satz zu formulieren und dagegen zu setzen. Ein solches Vorgehen erscheint sogar kontraproduktiv. Warum? Weil wir bei einem solchen Vorgehen die alte falsche Überzeugung nicht vorher *bewusst auflösen*, sondern sie wieder ins Unterbewusstsein zurückdrängen. Dort erweist sie sich als langlebig, weil das emotionale Muster dadurch energetisch verfestigt und blockiert wird. Dies ist dann mächtiger als ein „frisch" erzeugter positiver „Gegen-Satz" im Bewusstsein.

Folglich können wir uns von einem negativen Glaubenssatz nur lösen, nachdem wir *dessen falsche Realität* erkannt haben. Allein diese klare Bewusstheit beendet ein Weiterwirken unserer falschen Überzeugungen.

Und erst nachdem dies eingetreten ist, können wir durch anhaltende Wiederholung neuer positiver Überzeugungen diese wirksam unserem Unterbewusstsein einzuprägen.

5 Bewusstsein und Unterbewusstsein

Wenn wir uns selbst verstehen wollen, dann brauchen wir in erster Linie Informationen darüber, wie diese beiden „Informations-Verarbeitungssysteme" funktionieren. Man kann es so betrachten: Wir leben in einer äußeren Welt, die wir als Umwelt über unsere fünf Sinne wahrnehmen und in der subjektiven (inneren) Welt unserer Gedanken, Gefühle, Erwartungen und Überzeugungen. Es ist üblich, diese beiden Sphären getrennt zu betrachten und vom Bewusstsein bzw. vom Unterbewusstsein zu reden – obwohl es sich in Wirklichkeit um ein einziges, ungetrenntes Bewusstsein handelt. Aber in Wirklichkeit ist es unsere Innenwelt, in der wir leben. Nur dort empfinden wir die Freuden und Leiden unseres Lebens. Anzusprechen sind dennoch die unterschiedlichen Aufgabenbereiche und deren Zielsetzung.

5.1 Wirken und Bedeutung des Unterbewusstseins

Mit dem Bewusstsein wählen wir aus und treffen Entscheidungen, während das Unterbewusstsein unsere Gefühle und unsere schöpferische Kreativität freisetzt; es dient auch als Speicher für unsere Erinnerungen und solche Verhaltensmuster, die sich aus häufigen Wiederholungen als *Gewohnheiten* herausgebildet haben. Das Unterbewusstsein arbeitet zu unserem Schutz und unserer Selbsterhaltung; es überwacht Tag und Nacht alle Lebensfunktionen unseres Körpers (Herzschlag, Atmung, Verdauung etc.). Dabei steht es im ununterbrochenen Kontakt zu dem Wirken des universellen (göttlichen) Schöpfergeistes, ohne dass es unseres Zutuns oder der Mitwirkung des Bewusstseins bedarf.

Im Unterbewusstsein manifestieren sich also die umfassende Intelligenz, der Wille und die Energien der göttlichen Ordnung. Daher müssen wir darauf achten, unser Unterbewusstsein nicht mit

Aktivitäten unseres Bewusstseins zu beeinträchtigen (z.B. falsche Überzeugungen, irrtümliche Ängste, störende Handlungsmuster).

5.2 Funktionelles Gesamtsystem

Wenn man weiß, etwa 95 Prozent der eigenen geistigen Kapazität nimmt das Unterbewusstsein zur Regelung meiner Lebensaktivitäten in Anspruch und auf das Bewusstsein entfallen nur etwa 5 Prozent davon, dann ist offenkundig: Die Steuerungszentrale liegt im Unterbewusstsein. Von dort gehen die wichtigsten Impulse unseres Daseins aus. Die Realität wird uns mithilfe der „Gefühls-Modulation" übermittelt. Unseren Sinnesorganen ist es jedoch nicht möglich, auch nur ein einziges Gefühl wahrzunehmen. Mein Bewusstsein ist somit nicht das Zentrum, ist nicht der Kern meiner eigentlichen Essenz!

Um eine bewusste Wahrnehmung und Reaktion zu ermöglichen, bedarf es eines kooperativen Wirkens zwischen Unterbewusstsein (mit dem seelischen „Organ", mit Gefühlen und Stimmungen) und Bewusstsein (mit Intellekt, Verstand und Vernunft). Wie das im Einzelnen vor sich geht, beschreibt der nächste Abschnitt.

5.3 Wirken der Gefühle

Alles, was wir bewusst wahrnehmen und jeder intensive Gedanke wird mit bewertenden Gefühlen verknüpft. Dieser geistige Prozess verläuft automatisch, und zwar unterhalb der Ebene unseres Bewusstseins. Unser Alltagsbewusstsein hat keine Kontrolle über die Gefühlsaktivitäten des Unterbewusstseins.

Ob also eine Wahrnehmung oder ein Gedanke gut oder schädlich für mich ist, ob sie falsch oder richtig sind, ob wir sie erinnern oder vergessen sollen – dies alles wird im Unterbewusstsein entschieden, **bevor** das Bewusstsein in seine Erwägungen eintreten kann! Wir betrachten hier keine Bewusstseins-Impulse, sondern die Kommunikation unseres seelischen „Organs" mit unserem wahren Wesenskern, unserer Essenz. Es sind unverfälschte „Antworten" desjenigen, was ich *bin*!

Deshalb ist der Bereich des Unterbewusstseins das Zentrum in unserem Dasein.

Das Unterbewusstsein arbeitet nach zwei Wirkprinzipien:

1 Es soll Gefahren so früh wie möglich erkennen und vermeiden. Die Außenreize werden mit Gefühlen aufgeladen, damit das Unterbewusstsein anschließend bewerten kann, was daran gut oder schlecht ist. Zugleich werden die Außenreize mit den bislang gespeicherten Erfahrungswerten abgeglichen.

Erkennt das Unterbewusstsein eine (echte oder vermeintliche) Gefahr für das „Überleben", so steuert es den Körper automatisch durch Ausschüttung entsprechender Hormone und Botenstoffe (*Neurotransmitter*) in den bestmöglichen „Betriebszustand" für diese Situation (<u>Reaktion</u>: Flucht-, Kampf-, Vermeidungs- oder Totstellmodus).

2 Es soll das Bewusstsein motivieren, Chancen zur Verbesserung der aktuellen Lebenssituation

zu nutzen. Zu diesem Zweck werden die Außenreize mit Gefühlen aufgeladen, und zwar mit

- *Vermeidungsgefühlen*, wenn wir etwas in unserem Leben verändern sollen und

- *Lockgefühlen*, um uns die Richtung dieser Veränderung aufzuzeigen.

Das Unterbewusstsein leitet diese Gefühle an die Großhirnrinde weiter. Das Bewusstsein will ungute Gefühle schnellstmöglich loswerden oder vermeiden. Eine direkte Einflussnahme auf diese Gefühle mit dem Willen ist uns aber nicht möglich! Es kann selbst auch keine Gefühle machen. Es kann nur mit seinen Mitteln (mit Intellekt, Verstand und Vernunft) versuchen, situationsgerecht im Wege der Anpassung eine „gute" Lösung zu finden.

Wenn das gelingt, entstehen dementsprechende *Belohnungsgefühle*.

5.4 Aktuelle Gefühlslage

Unsere Gefühle können wir betrachten als Antworten, die von unserem eigentlichen Wesens-Kern aufgrund von Wahrnehmungen der Außenwelt oder von Gedanken-Impulsen gegeben werden.

Empfinden wir positive Gefühle, so drückt sich darin eine Resonanz mit wichtigen eigenen Wesens-Anteilen aus; wir kennen sie als Erfüllungs- oder Sehnsuchtsgefühle (z.B. angetan, glücklich, ergriffen, verliebt). Die streben wir immer wieder an und würden sie gerne behalten.

Anders hingegen die negativen Gefühle, die aus emotionalen Verletzungen, Entbehrungen und Beschränkungen sowie aus falschen Überzeugungen erwachsen (z.B. Ablehnung, Gefühlskälte der Eltern, Minderwertigkeit, Selbstzweifel). Wir leiden darunter, wollen sie unterdrücken, loswerden oder zumindest stark abmildern. Tatsächlich ist der Schmerz jedoch ein positives Signal mit Hinweischarakter.

Wenn wir die Entstehung solcher Gefühle zurückverfolgen bis zu den ursächlichen Ereignissen, Gedanken oder anderen Auslösern und dies *im Zusammenhang* darstellen, dann können wir die wichtigsten Bedürfnisse und Erwartungen unseres eigentlichen Wesens anhand seiner Reaktionen erkennen.

Als nächstes werden wir einfache und praktikable Ansätze betrachten, mit denen wir zutreffende Informationen über unsere individuell-aktuelle Lebenssituation erhalten – Aussagen, die nicht relativiert oder verfälscht wurden von den Aktivitäten des Verstandes und des Denkens. Dafür bieten sich die Gefühle in unseren Alltag als Grundlage an. Dabei gehen wir von der Gegebenheit aus, dass sich Gefühle und zugehörige Gedanken nicht voneinander trennen lassen.

Wie soll das nun rationell möglich sein in Anbetracht des nicht überschaubaren Stromes von täglichen Gefühls- und Gedankenverknüpfungen? Aus den Reaktionen der Außenwelt auf unser Streben nach eigener Verwirklichung und Bedürfniserfüllung sind unsere Erfahrungen, Glaubenssätze und Überzeugungen entstanden. Sie beeinflussen täglich unbewusst unsere

Wahrnehmungen, Gefühle und Gedanken. Gehirnforscher sprechen davon, dass einen Durchschnittsmenschen 40.000 bis 60.000 Gedanken pro Tag „durch den Kopf gehen". Sie nehmen an, dass davon ca. 72% flüchtig, unbedeutend und belanglos sind, ca. 25% negative und teils destruktive Gedanken sind und ca.3% aufbauend und hilfreich wirken.

In Anbetracht solch hoher Zahlen brauchen wir Auswahlkriterien, damit wir uns auf das Wesentliche und Wichtigste konzentrieren können. Wir wollen uns deshalb auf unsere herausragenden bzw. eindrucksvollsten Gefühle (positiver als auch negativer Art) beschränken, um herauszufinden, wo der Schwerpunkt unserer Gefühle (mit verbundenen Gedanken und Überzeugungen) im Alltag liegt.

In einer Zusammenstellung „Aktuelle Gefühlswelt" erfassen wir für jeden Tag mit Stichworten, welche Gefühle (positiver und negativer Art) uns am intensivsten bewegt haben. Sie können als Unterstützung die „Listen" aus Kapitel 4.5 heranziehen oder auch andere „Gefühlslisten" nutzen. Stellen Sie sich einfach die Frage:

"Wie habe ich mich heute gefühlt? Was war das angenehmste/schönste und was war das schlimmste/bedrückendste Gefühl heute?" Wichtig ist, dass Sie kurz und zutreffend notieren, was Sie am stärksten bewegt hat und „wie es sich angefühlt hat". Es geht hier einzig und allein darum, Ihre Befindlichkeit für Sie nachvollziehbar aufzuzeichnen – nicht um Selbstanalyse oder Lösungsfindung!

Sie werden unter anderem bemerken, dass sich Gefühle sehr schwer von zugehörigen Gedanken abtrennen lassen. Exakt diesen Zusammenhang wollen wir erfassen und in wenigen Worten notieren. Es soll deutlich werden, welche Gedanken/Erinnerungen, Wünsche oder unbewussten Glaubenssätze im Unterbewusstsein unmittelbar damit verknüpft sind.

Beispiel:

Gefühle	**Anlass/Gedanken/ Bewertung:**
positiv:	Gehaltserhöhung
hocherfreut, zufrieden, motiviert	ich war erfolg-reich, Leistung wird anerkannt
negativ:	Enkelkind besucht mich nicht mehr;
abgelehnt, lieblos, hilflos, rücksichtslos, traurig	Wertlosigkeit

Zusammenstellung

Es dürfte in vielen Fällen am Einfachsten sein, Ihre Notizen täglich in Ihre Zusammenstellung „Aktuelle Gefühlswelt" aufzunehmen. Als praktisch hat sich erwiesen, ein DIN A4-Blatt im Querformat zu anzulegen, am linken Seitenrand die Tagesdaten anzugeben (Samstage und Sonntage vielleicht farblich markiert) und den Restplatz für die Angaben nach dem Beispiel zu nutzen.

Sie können den Erfassungszeitraum nach eigenem Belieben wählen; ein Zeitraum von mindestens vier Wochen wird allerdings angeraten, um den angestrebten inneren Prozess anzuregen. Bei einer Anhäufung von „besonderen Situationen" sollten diese allerdings separat festgehalten oder zunächst gänzlich ausgeklammert werden, damit tatsächlich nur die typischen Alltagssituationen erfasst werden.

Die Vorgehensweise setzt sehr aufschlussreiche Prozesse des Empfindens, des Vergleichens, des Entscheidens und Bewertens in Gang. Sie können dabei vieles von dem erfahren, was sich in Ihrem „seelischen Arbeitsraum" abspielt. So können Sie sich selbst, Ihrem wahren Wesen, erheblich näher kommen.

Am Ende des Erhebungszeitraums können Sie die Gefühle und Gedanken nach ihrer Häufigkeit zusammenstellen und auch nach Ähnlichkeiten suchen. Dadurch werden die aktuellen

„Schwerpunkte" Ihres seelischen Geschehens deutlich und vielleicht auch die innere Zielsetzung, denn "Alles seelische Handeln ist zielgerichtet!"

(*Alfred Adler*)

6 Aufbau der Persönlichkeit

Wir haben uns im vorherigen Kapitel eine Möglichkeit eröffnet, auf der Ebene des Unterbewusstseins Aufschlüsse über unsere Lebenssituation im Alltag zu verschaffen. „Das lebe ich, das ist meine aktuelle Wirklichkeit. Aber wie bin ich so geworden, was hat den Aufbau meiner Persönlichkeit gestaltet und geprägt?" Im Allgemeinen werden mit dem Begriff „Persönlichkeit" alle prägenden Eigenschaften eines Menschen bezeichnet. Die Begriffe „Charakter" oder „Temperament" lassen sich damit nicht gleichstellen, weil diese nur einen Teil der Gesamtpersönlichkeit beschreiben.

Die Persönlichkeit entwickelt sich bereits ab den ersten Lebensmonaten durch die Erfahrungen, die wir mit der Außenwelt und ihren Menschen machen. Unter diesen Eindrücken bilden sich im Unterbewusstsein Grundannahmen und Verhaltensmuster; das sind die ersten Ansätze für das, was wir als Persönlichkeit bezeichnen. Wir selbst haben dazu nichts mit unserem Bewusstsein beigetragen. Daher sind die ersten Grundlagen unserer Persönlichkeit weitgehend ein Produkt unserer Umwelt. Später kommen dann weitere Einflüsse wie z. B. beim Besuch von Kindertagesstätten und Schulen hinzu.

Beim Aufbau der Persönlichkeit ist es aber nicht so, als ob – ähnlich einem Mosaik – allein ein Ansammeln von „Teilen" stattfindet, bis irgendwann ein „Ganzes" erreicht ist. Es ist vielmehr davon auszugehen, dass die Erfahrungswerte (unbewusst) so organisiert werden, dass sie für das Kind in seiner Umgebung geeignet erscheinen, dessen Ziele, Bedürfnisse und Erwartungen optimal zu erfüllen.

Das bedeutet, dass das Umfeld und seine Personen hinsichtlich der Realisierungsmöglichkeiten eingeschätzt werden und dementsprechende Handlungs-Strategien im Kind entstehen, die seinem Unterbewusstsein zielführend erscheinen. Hieraus entwickeln sich nach dem Prinzip der permanenten Anpassung bestimmte Handlungsmuster, die den Erfolg herbeiführen sollen. Deshalb werden wir im Folgenden unsere Aufmerksamkeit auf diese Aspekte richten, um uns nicht in der Vielfalt von Einzelheiten zu verlieren. Dazu gehen wir von der Situation des Kindes nach seiner Geburt aus. Es verfügt zwar noch nicht über ein weltlich ausgerichtetes Bewusstsein, aber es bringt in seinem Wesenskern ein „Konzentrat" früherer Erfahrungen mit entsprechenden seelischen Strukturen und Erwartungen mit.

6.1 Erwartungen des Kindes

Kinder kommen in diese Welt mit der Erwartung, dass sie mit Hilfe der Eltern
- ihre eigenen Bedürfnisse und Strebungen erfüllen können,
- sich entwickeln und wachsen können, um eigenständig, gleichwertig und lebenstüchtig zu werden.

Sie wollen aus einem Zustand der Unzulänglichkeit in einen Zustand der Vollwertigkeit, der Sicherheit und Zufriedenheit kommen.

In den ersten Jahren erwarten Kinder (unbewusst) von den Eltern:

1 Erfüllung der physiologischen und emotionalen Grundbedürfnisse,
2 Anerkennung als körperlich und seelisch ei-

genständiges Wesen sowie entsprechend Unterstützung

3 einfühlsames Verstehen, Verständigung, Güte, Halt, Sicherheit

4 Vorbild sein, Führung geben mit Anfangswerten für ein Selbst-Konzept.

Wenn Eltern dies einfühlsam und sinnvoll gelingt, ist es um den weiteren Verlauf der Persönlichkeitsentwicklung ihrer Kinder gut bestellt. Andernfalls werden sich im Kind individuelle Strategien herausbilden, mit denen es dennoch erreichen will, dass seine Erwartungen sich erfüllen.

Diesbezüglich sind die ersten sieben Lebensjahre von grundlegender Bedeutung. Es entstehen bereits in den ersten Lebensmonaten Festlegungen, die meist bis ins mittlere Alter weitgehend unverändert beibehalten werden.

Die folgende Zusammenfassung ist keine Typen- oder Charakterlehre; sie gibt in stark vereinfachter Form einen ersten Einblick in gewisse Zusammenhänge:

1 Erfüllung der physiologischen und emotionalen Grundbedürfnisse

Kommt es zu körperlicher oder emotionaler Unterversorgung, so wird das Kind auf sich selbst zurückgeworfen. Es entsteht *Bindungsleere*. Das Kind empfindet sich als Ballast, unerwünscht, abgelehnt, allein mit sich selbst, bedeutungslos.

Strategien:

Das Kind wird sich durch eigenes Wohlverhalten und besondere Leistung (gut und brav, Musterkind sein) um die Liebe der Eltern bemühen, will deren Erwartungen und Bedürfnisse erfüllen, sich deren Liebe verdienen und will gefallen. Es lernt frühzeitig, seine eigenen Interessen zurückzustellen, sich diplomatisch zu verhalten und andere gut zu stimmen.

2 Anerkennung als körperlich und seelisch eigenständiges Wesen mit entsprechender Unterstützung

In dieser Entwicklungsphase lebt das Kind in einer Symbiose mit der Mutter. Wird diese Symbiose *übersteigert gelebt*, so wächst das Kind in totaler Verschmelzung und Abhängigkeit von der Mutter auf. Die eigene Identitätsfindung und Entfaltung wird behindert oder gestört, je stärker sich das Kind abhängig fühlt von der Ablehnung oder Zustimmung der Eltern. Wird ansatzweiser Widerstand im Keim verhindert, bricht er häufig in späteren Entwicklungsphasen durch.

Strategien:

Ein solches Kind wünscht sich bedingungslose Liebe und lernt, gegenüber den Eltern still und hilfsbereit zu sein. Es nimmt eigene Wünsche und Bedürfnisse zurück, insbesondere wenn es überfordernde Belastungen seiner Mutter miterlebt. Ein solches Kind will andere glücklich machen, identifiziert sich mit deren Bedürfnissen, damit es selbst geliebt wird. Es stellt seine eigene Entwicklung hintenan, so dass oft ein sinnlich-emotionaler „Hunger" bleibt.

Die natürlichen Ablösungsprozesse im Zuge seiner Entwicklung zu einem eigenständigen Wesen (*ICH*-Aufbau) treten spät, meist unter starker emotionaler Aufladung auf, wobei die Verantwortung für die eigenen Probleme auf andere Personen oder äußere Umstände verlagert wird.

3 Einfühlsames Verstehen, Verständigung, Güte, Halt, Sicherheit

Sind die Eltern durchgehend unbeherrscht oder gefühlskalt oder unfähig, ihre gemeinsamen Konflikte gutwillig miteinander zu lösen, so bieten sie dem Kind weder Halt noch Orientierung. Sie erzeugen Unsicherheit und Angst. Durch absoluten Gehorsam, Androhung oder harte Bestrafung von kindlichen Verfehlungen fehlt dem Kind eigener Freiraum und Ur-Vertrauen. Es fühlt sich allein, weder erhört noch geschützt.

<u>Strategien:</u>

Das Kind macht sich klein, fast unsichtbar und versucht, sich in Vater oder Mutter (d.h. in deren Ungereimtheiten) einzufühlen. Damit sind Kinder überfordert und so bleiben Unsicherheit, Selbstzweifel, Unfähigkeits- oder Schuldgefühle.

Das Kind wird eigene Fehler oder ein Versagen unbedingt vermeiden wollen und bemüht sein, Regeln und Normen vorbildlich einzuhalten. Es verschließt sich gegenüber den Eltern und bleibt allein mit seiner Angst.

Zum Ausgleich suchen solche Kinder unbewusst im Umfeld nach liebevoll-gütigen Menschen sowie nach Autoritäten, die Orientierung, Verständnis und Halt bieten.

4 Vorbild sein, Führung und Anfangswerte für ein Selbst-Konzept geben

Können die Eltern dem Bedürfnis des Kindes nach Anleitung, Vorbildfunktion und wohlmeinender Führung nicht gerecht werden (z.B., weil ihr Verhalten vom Kind als widersprüchlich, nicht durchschaubar, schwach oder lebensfremd erfahren wird), so entsteht kein Vertrauen. Fehlt es zudem an Einfühlsamkeit für die Belange des Kindes, dann kapselt es sich gegen die Einwirkungsversuche dieser Eltern ab und sucht im Umfeld nach Ersatzpersonen, die ihm eine brauchbare Lebens-Orientierung bieten.

Strategien:

Das Kind lernt frühzeitig, dass es sich selbst vorwärtsbringen muss und nur sich selbst vertrauen kann. Es will eigenständig Werte und Maßstäbe suchen, darf dabei aber keine Fehler machen, weil es dies als Schwäche und Versagen ansieht. Den Umgang mit anderen sieht es kämpferisch, beantwortet Angriffe mit besonderer Härte. Es ist ihm wichtig, anderen zu zeigen, wie man es besser oder richtig macht. Falls ihm dies gelingt, erzielt es daraus ein Gefühl von Stärke und Kompetenz und die Chance, sich zum Tat- und Erfolgsmenschen zu entwickeln.

Wesentlich ist für uns, zu verstehen
- dass Kinder nicht immer von der Realität der Ereignisse ausgehen, sondern wie sie das Geschehen subjektiv empfunden haben,
- dass unzureichend oder nicht erfüllte Bedürfnisse Defizit- und Mangelgefühle erzeugen,
- dass solche Gefühle bereits in der frühen Kindheit zu ausgleichenden Kompensationsbestrebungen führen, mit denen die im Kind angelegte Entwicklung dennoch weitergehen kann,
- dass sich diese Bestrebungen an der aktuellen Lebenssituation des Kindes und den realisierbaren Möglichkeiten orientieren,
- dass die Umsetzung, d.h. das konkrete Handeln je nach Vorerfahrungen und unbewusster Zielsetzung unterschiedlich ausfallen wird (z. B. aktiv/kämpferisch oder abwartend / angepasst).

6.2 Entstehen der Persönlichkeit

Sofern der Leidensdruck des Kindes und der Energieaufwand für die Kompensation nicht zu hoch sind, bilden sich im Kind zielorientierte Verhaltensmuster, die sich durch Wiederholung später zu unbewussten persönlichen Leitlinien und Zielsetzungen für sein Leben verfestigen. Wir sehen: Gelingende Kompensation bewirkt den Abbau von emotionalem Handlungsdruck und beabsichtigt zugleich, die vorhandenen Lebensziele weiterhin zu verfolgen.

Die so entstandenen individuellen Verhaltensmuster und Überzeugungen sind uns weitgehend unbewusst, aber sie bestimmen maßgeblich unser Denken, Fühlen und Handeln. Sie werden im Laufe der Jahre zu dem, was wir als *unsere Persönlichkeit* bezeichnen.

Hinsichtlich der Entstehung von Defizit- / Mangelgefühlen ist anzumerken: Es kommt nicht in erster Linie darauf an, *was* dem Kind tatsächlich „angetan" oder „vorenthalten" wird, sondern wie solche Ereignisse in seinem Unterbewusstsein aufgenommen und bewertet werden. So sieht und bewertet jedes Kind die Dinge unterschiedlich. Hinzu kommt, dass im kindlichen Alter die Gefahr, sich zu täuschen oder zu irren, naturgemäß hoch ist. Daraus ergeben sich oft falsche Selbst- und Elternbilder, die dann zu fehlerhaften Aktionen führen können, im weiteren Verlauf jedoch meist ausgeglichen werden.

Nur grobe Erziehungsfehler (z. B. Gefühlskälte, Lieblosigkeit, Härte und Strenge, Überforderung oder Desinteresse) bewirken, dass das Kind keine echte innere Verbundenheit mehr empfindet, sondern in einen inneren Notstand gerät. In solchen Fällen nimmt die seelische Entwicklung andauernden Schaden.

Im Allgemeinen aber wird, sobald im seelischen „Organ" ein Gefühl der Unzulänglichkeit und Unsicherheit entsteht, zugleich ein natürlicher Drang nach Ausgleich, nach Vollwertigkeit erwachsen, um ein Leben zu ermöglichen, das auf Lebenstüchtigkeit und Sicherheit gegründet ist.

Dies alles vollzieht sich im Bereich des kindlichen Unterbewusstseins; es ist somit zunächst einer bewussten Einflussnahme entzogen.

Wie wir als Kind also unsere Erfahrungen mit den Eltern betrachten und bewerten, das bewirkt allein unser *inneres Wesen* auf der Basis seiner Anlagen und Vorerfahrungen. Und deshalb kann niemand persönlich die Verantwortung dafür übernehmen.

Jedes Kind hat seine ihm eigene Sensibilität, ist mehr oder weniger von seiner Umwelt abhängig oder davon beeindruckt. Manche sind widerstandsfähiger bei familiären Schwierigkeiten, andere benötigen mehr Zuwendung, Fürsorge, Unterstützung etc. für ihre Entwicklung.

Ähnlich verhält es sich mit dem Verhältnis zu Mitmenschen. Manche Kinder sind eher selbstbewusst, eigenwillig, ichbezogen, fordernd und wollen sich durchsetzen, andere hingegen sind eher still, gehorsam, unauffällig und bescheiden.

Die Eltern haben erst dann eine Chance, helfend oder korrigierend einzuwirken, wenn Fehleinstellungen oder Irrtümer äußerlich erkennbar werden und das Kind ihre Unterstützung annimmt.

Anders zu betrachten sind solche familiären Verhältnisse, in denen die Eltern (oder die Mutter z. B. wegen mangelnder Unterstützung durch den Vater) in der Familiensituation überfordert sind.

Kinder erleben, dass ihre Eltern z. B. im Beruf, durch andere Menschen oder Interessen oder durch Partnerschafts-Probleme so stark in Anspruch genommen werden, dass sich die Kinder als Ballast, unwichtig, und wertlos empfinden. Andere bekommen die Zuwendung, die für die Kinder zu gering ist oder die sie zu selten oder überhaupt nicht spüren. Für die Kinder ist dies sehr schmerzhaft; sie sind genötigt, sich in individueller Weise darauf einzustellen, dass sie und ihre Belange zu kurz kommen.

Stark bestimmende Mütter und autoritäre Väter kennen nur absoluten Gehorsam, dulden keinen Widerspruch oder Schwächen. Die Kinder müssen sich so verhalten, wie die Mutter bzw. der Vater es will. Gefühle dürfen sie nicht leben; Leistung, Härte und Erfolg sind angesagt. Was diesen Kindern bleibt, ist ihre entsprechende Anpassung. Mit ihren Wünschen, Sorgen und Nöten müssen sie selber fertig werden oder sie haben Glück und finden eine andere Vertrauensperson (z.B. Großeltern, Tante, Onkel).

Bedeutsam für Kinder ist es auch, wie ihre Eltern miteinander umgehen. Grundsätzlich lernen Kinder vieles durch „Abgucken und Nachmachen". Es ist auch nicht nur die Kommunikation, aus der sie ihre Schlüsse ziehen. Kinder können auch aufnehmen, was zwischen den Worten mitschwingt oder an Grundeinstellungen einfließt. Leider sind sich viele Eltern dessen nicht bewusst. Kinder machen sich von jedem Elternteil ein „Gesamtbild" und auf dieser Basis wird deren Verhalten interpretiert. Dass dabei auch Fehleinschätzungen und Irrtümer auftreten, ist natürlich bedingt.

Nach den vorangehenden Ausführungen sollte deutlich geworden sein, dass es Eltern nicht möglich sein dürfte, alle Erwartungen ihrer Kinder voll und vorbildlich zu erfüllen. Die größten Erfolgschancen für Kinder und Eltern liegen allerdings in der Anerkennung der Kinder als körperlich und seelisch individuelle Wesen und einer entsprechenden Unterstützung, die auf einfühlsamem Verstehen, Güte und engagierter Verantwortlichkeit beruht.

6.3 Einflußfaktor Angst

Im Allgemeinen neigen wir dazu, der menschlichen Angst in unserem Bewusstsein möglichst geringe Bedeutung einzuräumen. Selbst wenn uns einige Ängste bewusst sind, versuchen wir, die als Schwäche empfundenen Angstgefühle vor Anderen zu verbergen oder ihre Wirkung abzuschwächen.

Evolutionsgeschichtlich ist die Angst ein Schutzmechanismus, der in tatsächlichen (oder auch nur vermeintlichen) existenzbedrohenden Gefahrensituationen eine angemessene Reaktion (z. B. Flucht, Kampf, Totstellreflex)) einleitet und die Körperkräfte im Sekundenbereich zweckgerichtet koordiniert und mobilisiert. Jeder Mensch bringt ein für ihn typisches Angstverhalten von Geburt an mit; dies lässt sich ab dem Kleinkindalter und noch späterhin durch entsprechende Lernprozesse erheblich verändern.

Im Rahmen unseres Themas „Aufbau der Persönlichkeit" wollen wir nur grundlegende Aspekte kindlicher Ängste ansprechen und wenden uns hier dem elterlichen Einfluss zu.

1 Mütter als Angst-Auslöser

Aus der engen Mutter-Kind-Beziehung ergibt sich, dass die ersten Ängste des Kindes unmittelbar von der Mutter übernommen werden. Ist die Mutter eine durchgehend gehemmte, ängstliche oder unentschiedene Person in verstärkter Ausprägung, so überträgt sich deren angstbefrachtete Lebenseinstellung automatisch auf ihr Kind. Das Kind wächst gewissermaßen in die Verhaltensweisen der Mutter hinein. Ihre Stimmungen und Gefühle gehen unmittelbar auf das Kind über.

Ähnlich angstauslösend wirkt sich ein herz- und liebloser Umgang der Mutter auf ihr Kind aus, weil dadurch dessen grundlegendes Sicherheitsbedürfnis unerfüllt bleibt. Das Kind wird die Welt als angstvermittelnde Unbekannte und die Mitmenschen vorwiegend als Gegenspieler betrachten. Sofern sich kein starkes Selbstvertrauen entwickelt, wird das Kind später vor den Anforderungen des Lebens zurückschrecken und zur Passivität neigen. Bei wachsender Entmutigung kann sich eine depressive Grundstimmung herausbilden.

2 Familie als Angst-Auslöser

Im frühkindlichen Alter erlernen Kinder gewisse Verhaltensweisen durch Übernahme von ihren Eltern, so auch offenkundiges Angstverhalten ihrer Eltern oder eines Elternteils bei bestimmten Problemen, Ereignissen oder realen Objekten (z. B. Angst vor Auseinandersetzungen, bei Gewittern oder vor Hunden).

Aber auch verdeckte Unvereinbarkeiten zwischen den Ehepartnern und atmosphärische Spannungen nehmen Kleinkinder unbewusst als beängstigend und verunsichernd auf.

Gleiches gilt, wenn sie im elterlichen Umgang miteinander keine Liebe und Zärtlichkeit wahrnehmen können. Dann fehlt es ihnen an der notwendigen Beruhigung und Sicherung zum Ausgleich ihrer allgemeinen Daseinsangst. Besonders schädigend wirkt sich ein zerrüttetes familiäres Milieu aus, insbesondere wenn die Mutter unglücklich ist und äußerlich erkennbar leidet.

Im frühkindlichen Alter fühlen sich die Kinder dann dieser unerklärlichen Situation hilflos ausgeliefert und völlig schutzlos.

3 Angst vor Ablehnung, Misserfolg und Versagen

Wenn wir in diese Welt hineingeboren werden, bringen wir auch unsere individuell angelegten Grundbedürfnisse mit. Wir sind daher auf die Liebe, Zuwendung, Zärtlichkeit und Sicherheit angewiesen, die uns unsere Eltern mitgeben.

Wenn Eltern diese Bedürfnisse gar nicht erfüllen oder nur selten mit groben Unmutsäußerungen, dann entsteht im Kind kein Grundvertrauen, kein Sicherheitsgefühl – sondern Angst vor Ablehnung, Verstoßen-Werden oder Alleinsein, d. h. „im-Stich-gelassen-Werden". Es erfährt emotionale Ablehnung als „lebensbedrohlich" im Rahmen seiner naturgegebenen Lebens- und Existenzangst.

Ausgelöst wird eine derartige Entwicklung im Kind durch

- Unterversorgung als Säugling
  (z. B. mangels Körperkontakt, Wärme, Fürsorge)
- Trennung von der Mutter als Säugling oder Kleinkind durch dysfunktionale Familienverhältnisse
  (z. B. Alkohol- oder Drogenabhängigkeit der Eltern)
- harten, unterdrückenden, erniedrigenden Erziehungsstil
  (z. B. elterlichen Liebesentzug durch Ignoranz oder Schweigen, nicht wahrnehmen oder ab werten, übermäßiges Schimpfen, Verurteilen, Bestrafen oder Schläge).

Die kindliche Angst vor Ablehnung ist vermutlich die häufigste Angst. Im Kind entsteht die selbstabwertende Einstellung: „Ich bin nicht liebenswert, bin abgelehnt, allein gelassen, ungeraten, minderwertig." Zur Abwehr damit verbundener Ängste wird es die *Anpassung* wählen und sich unterordnen.

Bei derart befrachteten Kindern wird sich in der Regel nur ein geringes Selbstwertgefühl entwickeln können.

6.4 Selbstwertgefühl

Als Selbstwertgefühl (auch: Selbstachtung, Selbstvertrauen, Selbstbewusstsein, Eigenwert) wird allgemein die Bewertung verstanden, die man von sich selbst hat.

Wie wir gesehen haben, kommt den Eltern bei der Entwicklung eines gesunden Selbstwertgefühls eine besonders wichtige Rolle zu: Wenn sie ihrem Kind vermitteln, dass es ein wertvoller Mensch ist, der geliebt wird, dann wirkt das bestärkend und verleiht Sicherheit. Dies ist Voraussetzung dafür, dass ein Kind die Anforderungen der Entwicklung und des Lebens annehmen und ihnen gerecht werden kann.

In der Meinung über uns selbst finden wir ebenfalls akzeptierte Meinungsäußerungen zu unseren Fehlern, Unzulänglichkeiten und Schwächen durch die Eltern, von Erziehern und Gleichaltrigen. Sie wirken sich bestimmend auf die weitere Ausgestaltung und Prägung von grundlegenden Gefühlen, Gedanken und Verhaltensweisen aus.

Wenn man im Kindesalter ständig kritisiert, abgelehnt, klein gemacht, zurückgewiesen, verlacht, verspottet, gehänselt oder geschlagen wurde, kann nur ein geringer Selbstwert empfunden werden. Dies führt beim Kind zu Wert-Zweifeln, Unsicherheit, Sensibilität und Überempfindlichkeit bei Bemerkungen und Bewertungen durch andere. Es will nicht abgelehnt, abgestraft oder verurteilt werden.

In der Folge wird es sehr bemüht sein, keine Fehler zu machen, nicht zu versagen, Schwächen, Bloßstellung, Kritik, Misserfolge und Niederlagen zu vermeiden. Es will nicht negativ auffallen, sondern eher das erfüllen, was andere von ihm erwarten oder verlangen. Diese Einstellung entspringt seiner Hoffnung: "Wenn ich das tue, werde ich doch noch geliebt, gemocht, angenommen."

Zum Ausgleich seines geringen Selbstwerts wird sich ein starkes Bedürfnis nach Anerkennung, Bestätigung, Erfolg und Ansehen herausbilden. Dazu müssen die Bedürfnisse anderer erfüllt werden („So wie ich bin, bin ich nicht gut genug. Ich werde nur angenommen und geliebt, wenn ich mich selbst zurücknehme und das tue, was andere für gut halten oder von mir erwarten.“). Das Ergebnis ist stets Fremdbestimmung und Abhängigkeit.

Kommt es trotz dieser Strategie häufig zu Misserfolgen, so besteht die Gefahr, dass das Kind entmutigt wird und sich ein Minderwertigkeits-Komplex bildet, der eine gradlinige Weiterentwicklung beeinträchtigt und Resignation sowie depressive Verstimmtheit auslöst.

Mit dem Ziel der Entlastung erwächst häufig ein Streben nach Überlegenheit, das sich im Verhalten als rechthaberisch, herablassend, geringschätzig oder als Arroganz äußert.

Doch die Energie der verdeckten Angst vor Ablehnung bleibt erhalten. Sie bewirkt, dass eigene Bedürfnisse und Wünsche weiterhin unterdrückt werden, um nicht bei anderen in Ungnade zu fallen.

Anpassungsbereite Erwachsene halten sich für liebevoll, wenn sie sich den Bedürfnissen anderer anpassen. Man bewertet es als egoistisch und unberechtigt, auch für das eigene Glück zu sorgen. Es erzeugt ein schlechtes Gewissen, wenn man den Regeln und Erwartungen anderer einmal nicht nachkommt, indem man etwas macht, was *für einen selbst wichtig* ist. Daraus erwächst das Gefühl, etwas Unrechtes zu tun. Man fühlt sich als schlechter Mensch, dessen geringe Selbstachtung zu Recht besteht.

Im Ergebnis endet also ein solcher „Befreiungs-Versuch" in fortgesetzter Selbstentwertung. Die einsetzende Resignation ist nur zu überwinden, indem die eigene (falsche)Bewertung dieses Handelns (etwas Unrechtes zu tun) *als ursächlicher Irrtum* aufgeklärt wird.

Da das Selbstwertgefühl solcher Menschen weitgehend darauf angewiesen ist, anderen zu gefallen, ist es nur zu verständlich, dass es ihnen zunächst nicht kurzfristig und nicht vollständig gelingt, sich davon zu befreien.

Mitfühlende verständnisvolle Unterstützung und persönliche Wertschätzung werden jedenfalls eine gute Hilfe sein.

6.5 Struktur der Persönlichkeit

Wir haben uns erarbeitet, dass das Fundament unserer Persönlichkeit gewissermaßen als ein „Abdruck" unserer bisherigen Erfahrungswelt, in die wir hineingeboren wurden, angesehen werden kann. Diese „Ausstattung" bestimmt grundlegend den Lebensverlauf auch über die Kindheit hinaus.

Im Folgenden wollen wir versuchen, Kindheit und Erwachsenenleben als etwas Ganzes zu begreifen, indem wir unsere Erinnerungen und Erfahrungen ihrem Sinn entsprechend in unserem Lebensverlauf verstehen lernen. Was wir im kindlichen Alter und in der Jugend erlebt haben, bildet das „Fundament" für alle späteren Gefühle, Einstellungen und Verhaltensweisen, ist gleichsam der Bodensatz unserer Persönlichkeit. Es ist, als ob das Kind von damals in uns weiterleben würde. „Wir sind nicht so erwachsen, wie wir aussehen; wir sind Kinder in einer alternden Haut" hat *Theo Schoenaker* einmal gesagt.

Als Erwachsener hat man eine gewisse Anpassung an das Leben geschafft, hat unangenehme Erkenntnisse oder Probleme aus dem Alltagsbewusstsein verdrängt – aber im Unterbewusstsein existieren die unbewältigten Ängste und Nöte unserer Kindheit weiterhin und wirken sich auf den Lebensverlauf aus (z. B. als Quelle des Geltungsstrebens, des Minderwertigkeitsgefühls oder der Ängste).

Die Erziehung hat uns da auch nicht viel geholfen – im Gegenteil. In vielen Dingen orientieren wir uns unbewusst und unreflektiert an althergebrachten Grundsätzen und Werten, die uns von unseren Eltern, Großeltern, Lehrern etc. vermittelt worden sind. Als Kind hat unser Unterbewusstsein sich damit identifiziert und richtete folglich unser Verhalten daran aus. Die innere Prägung wirkt oftmals lange weiter: Noch als

Erwachsene neigen wir dazu, uns selbst so zu behandeln, wie die Eltern uns als Kind behandelt haben.

Zur Verdeutlichung hier zwei Beispiele:

1 Wenn die Eltern ein Kind häufig hart kritisiert oder abgelehnt haben, dann hält es sich ab dann *selbst* für ungeraten. Es versucht, auf keinen Fall zu versagen und geht bei Fehlern hart mit sich ins Gericht.

2 Wenn im Elternhaus nie Lachen oder niemals ausgelassene Fröhlichkeit gelebt wurde und mühsam zurückgehaltene Spannungen herrschten, dann werden deren Kinder wahrscheinlich auch im Erwachsenenleben selten etwas zu lachen haben und das Leben zumeist als hart und schwer erleben.

Als Kind trägt man dafür keine Verantwortung, denn diese Impulse und Verknüpfungen in unserem Gehirn sind *nicht* die Folge eines bewussten, willentlichen Handelns, sondern sie beruhen auf *unbewussten* Aktivitäten des Unterbewusstseins.

Ähnlich verhält es sich, wenn wir sofort und unmittelbar handeln müssen, ohne Zeit zum Nachdenken zu haben. Dann reagieren wir noch als Erwachsene häufig nach den elterlichen „Vorgaben" in unserer Kindheit. Und nur, wenn wir damit in Probleme und Konflikte geraten, werden wir nachdenklich und suchen nach unserem eigenen Verständnis.

Es bringt uns als Erwachsene aber nicht weiter, die Eltern im Nachhinein zu Schuldigen machen zu wollen. Sie haben gewiss nicht in böser Absicht gehandelt, denn alle Eltern wollen stets das Beste für ihr Kind.

Damit soll nicht in Abrede gestellt werden, dass es möglicherweise zu seelischen Verletzungen und auch Härten kam, die für uns als Kind bitter waren. Aber wir sollten als Erwachsene versuchen, die Eltern aus ihrer eigenen Lebenssituation heraus (einschließlich des damaligen „Zeitgeistes") zu verstehen. Dann werden wir letztendlich erkennen, dass sie es aufgrund von Unwissenheit und eigener Erfahrung nicht besser gekonnt haben. Auch sie hatten ihre Defizite und waren dementsprechend in ihrer Persönlichkeit geprägt. Auch hier erleben wir, dass uns

verständliche Zusammenhänge mit Kindheitser-
fahrungen das Verstehen generell leichter machen.

Unsere Selbsterforschung bringt uns inzwischen
eine Vielzahl von Erinnerungen verschiedenster
Art wieder ins Bewusstsein. Verbunden damit
erleben wir auch eine Palette von Emotionen,
die uns möglicherweise stark in Anspruch nehmen wollen.

Damit die bedrückenden, belastenden, aufwüh-
lenden oder schmerzlichen Gefühle, die im Zusammenhang mit den Erinnerungen auftauchen,
uns nicht voll vereinnahmen, müssen wir bewusst trennen zwischen *damals* (Gefühle der
Kindheit und Jugendzeit) und *jetzt* (Bewusstsein
als Erwachsener). Wir erleben diese Gefühle im
JETZT – aber es sind lediglich momentane „Ko-
pien" der Gefühle von damals.

Als *neutrale Beobachter* können wir trennen
zwischen dem, was das Erlebnis als Kind noch
heute in uns bewirkt, und dem, was wir als Erwachsene dazu denken und empfinden! Das
kindliche Bewusstsein kennt nur seine *damalige*

Gegenwart. Doch als Erwachsene leben wir im JETZT, von dem wir wissen, dass wir das *aktuelle* Bewusstsein mit seinen Gedanken selbst gestalten können.

Die „Kunst" besteht darin: Indem wir möglichst neutral beobachten, was Fakt ist, lösen wir uns aus der momentanen Identifikation mit damaligen Empfindungen („Ich bin im HIER und JETZT und wesentlich mehr, als nur dieses alte Gefühl von damals.") Wir kommen so auf Distanz, werden frei und verankern den Focus unseres Bewusstseins wieder in der aktuellen Lebenssituation. Dadurch bewirken wir den Abbau des emotionalen Innendrucks, kommen aus unserer Opferrolle heraus, können relativieren und Vergangenes bereinigen.

Die Ausführungen dieses Kapitels bezwecken in erster Linie, durch Erkennen von Zusammenhängen eine bessere Kenntnis unserer Persönlichkeit und ihrer Struktur sowie von typischen Verhaltensweisen zu erreichen.

6.6 Unerfüllte Bedürfnisse

Unsere Defizit- und Verletzungsgefühle entstehen als Folge von fehlender, falscher oder zu geringer „Energiezufuhr" für unsere angeborenen Essenz-Anteile wie z. B.:

Liebe - Freiheit - Freude - Frieden - Glück - Lust - Klarheit - Mitgefühl - Vertrauen - Stärke - Wachstum - Willenskraft - Wertschätzung - Zuversicht

Dieser „Energiebedarf" ist von Mensch zu Mensch individuell unterschiedlich ausgeprägt. Sofern unser „Emotionales Gehirn" (es sorgt mit seinen Funktionen für unser psychisches Wohlbefinden) empfindet, dass sein erwartetes Niveau nicht erfüllt wird, so reagiert es, indem es aus dem Repertoire der Gefühle eine passende Empfindung freisetzt und dem Großhirn als „Warnmeldung" mitteilt.

Gelingt es dem Großhirn nicht, den benötigten Energie-Ausgleich zu bewerkstelligen, wird das Problem in den Bereich des Unterbewusstseins ausgelagert. Zugleich wird mit dem Aufbau ei-

ner Strategie begonnen, die möglichen Wiederholungen und weiteren Verletzungen vorbeugen
soll (z. B. durch Ausweichen oder Entgegenwirken).

Diese Prävention ist vorzugsweise nach außen
gerichtet, doch ein weiterer Ansatz richtet sich
an das „Emotionale Gehirn". Dort führt der ge-
scheiterte Energie-Anspruch des unterversorgten Wesens-Anteils zu einer schrittweisen Re-
duktion des ursprünglichen Bedürfnisses.

Bei fortgesetzten Wiederholungen wird dann
dieses schmerzliche Geschehen beendet, indem
das seelische „Organ" den Zufluss für diese
emotionale Energie völlig blockiert. Der Be-
dürfnis-Anspruch wird quasi „eingefroren" und
mit einem Gefühl der *Leere* (Mangel-Empfin-
den) gekoppelt. Dieses Gesamt-Ergebnis fügt
das Unterbewusstsein als weiterer „Mosaik-
stein" seinem Erfahrungsgedächtnis hinzu.

Dieses *Gefühl der Leere* vermittelt unserem Bewusstsein, dass mit uns irgendetwas nicht
stimmt, dass etwas Wesentliches fehlt, weil bestimmte Anteile unserer Essenz gar nicht oder

nur unzureichend mit erfüllenden Energien versorgt werden.

Es ist eine generelle Aufgabe des Bewusstseins, uns nach Möglichkeit vor Schmerz zu bewahren und Lust zu ermöglichen. Es will den Zustand der Unterversorgung und das Gefühl des Mangels loswerden und löst daher *Kompensationsbestrebungen* aus, um das emotionale „Defizit" aufzufüllen, d. h. auszugleichen.

Der Mensch sucht folglich nach befriedigenden Ersatzmöglichkeiten, die er von seinem Umfeld zu bekommen hofft (z. B. für fehlende Liebe erstrebt er ersatzweise Anerkennung, Lob und Geltung). Es bilden sich also als „Ersatz" Bedürfnisse, Vorstellungen, Überzeugungen, falsche Selbstbilder und entsprechende Strategien für das eigene Verhalten, die wir in der Gesamtheit als (falsche) *Persönlichkeit* bezeichnen.

Allerdings gelingt es über die Ersatz-Bedürfnisse nicht, den ursprünglichen Mangel voll auszugleichen, weil eben nicht die *entbehrte Energie* (Qualität), sondern etwas Anderes als Ersatz dafür zugeführt wird. Deshalb bleibt auch weiterhin eine gewisse *Sehnsucht* ungestillt, die häufig schwierig zu beschreiben ist. Aus dieser Energie wiederum erwächst unser Antrieb, weiter zu suchen nach etwas, was uns dennoch erfüllt.

Wir konnten bis hierher nachvollziehen, wie Kindheits- und Jugendprobleme in unserem Unterbewusstsein Konflikte, Spannungen und Blockaden bewirken können, die uns später im normalen Alltag belasten und einengen. Diese unbewussten Prozesse haben uns von Teilen unseres wahren Wesens abgeschnitten, so dass jeweils das ursprüngliche Bedürfnis nicht erfüllt werden konnte. Doch das muss nicht für immer so bleiben!

Im Abschnitt 7.2 wird beispielhaft beschrieben, wie es uns gelingen kann, hinter unseren vordergründigen Wünschen, Sehnsüchten und unserem Verlangen die „unterversorgten" Anteile unseres eigentlichen Wesens, unserer Essenz, zu erkennen. Damit eröffnen sich neue Möglichkeiten, zu dem zurückzufinden, was wir wirklich sind.

7 Erwachsen werden

Wir gehen dieses Thema nicht per Definition und Erläuterung an; vielmehr soll der Unterschied zwischen der Rolle des Kindes und einer autonomen, verantwortlichen Lebensführung aufgezeigt werden.

In den vorangehenden Abschnitten haben wir betrachtet, was in Kindern bewirkt wird, wenn sie nicht ihrem individuellen Wert entsprechend gesehen und unterstützt werden, wenn man nicht hinreichend auf ihre Bedürfnisse und Gefühle eingeht. Kinder können kein eigenes Wertgefühl entwickeln, wenn sie durch Vater oder Mutter kein Angenommensein, keine Wertschätzung erleben, sondern mit Ablehnung, Abwertung, Härte oder Gewalt konfrontiert werden. Sie verlieren den Kontakt zu ihrer Liebe und zum eigenen Wert, weil diese Anteile ihres Wesens nicht gesehen und geachtet wurden.

Das führt dazu, dass diese Wesensanteile mit der Zeit „eingefroren" werden und ein Gefühl der Leere bleibt. Noch bis ins Erwachsenenalter hinein lebt in solchen Menschen die Erwartung weiter, dass die Außenwelt doch noch liefert, was in Kindheit und Jugend nicht ausreichend war oder gefehlt hat. Sie erwarten weiterhin, dass die Umwelt rücksichtsvoll, wohlwollend, mitfühlend und unterstützend auf ihr Wesen und ihre Bedürfnisse eingeht und sie hinreichend „bedient". Das ist das Verlangen, was aus der innen verspürten Leere (Mangel) und ihrem damaligen Leid resultiert.

7.1 Unabhängig und selbstbestimmt leben

Wirklich erwachsen zu werden bedeutet, bisherige Abhängigkeiten materieller und mentaler Art abzubauen, z.B. von elterlicher Hilfe und Unterstützung möglichst unabhängig zu werden. Dazu zählt auch, herauszuwachsen aus dem Anspruch auf stete Bedürfniserfüllung und emotionale Versorgung durch andere.

In der Kindheit und Jugend haben wir von unseren Eltern, anderen Bezugspersonen, von Lehrern und aus den Medien gelernt, wie man ein Leben als Erwachsener führt, welche Verhaltensweisen vorteilhaft und welche Lebenseinstellungen hilfreich sind. Wir haben das weitgehend übernommen und uns danach gerichtet, weil wir nichts Anderes kannten. Auf dieser Grundlage entstand unser eigenes Wertesystem, also auch unsere grundlegende Einstellung und Meinung zu uns selbst und zum Leben.

Als Kind ist es unumgänglich, sich den elterlichen Hinweisen und Regeln anzupassen und in gewisser Weise unterzuordnen. Doch mit dem Reifeprozess des „Erwachsenwerdens" nimmt diese Abhängigkeit vom Elternhaus beständig ab – manchmal aber auch sehr abrupt. Inwieweit das Erwachsenwerden gelingt, zeigt sich – neben sozialen und wirtschaftlichen Aspekten – an der Bereitschaft junger Menschen, für das eigene Verhalten und die eigene Weiterentwicklung (einschließlich der „emotionalen Versorgung") selbst die Verantwortung zu übernehmen.

Das bedeutet, das eigene Leben authentisch und selbstbestimmt zu führen, nach eigenen Vorstellungen aktiv zu gestalten und dasjenige, was am eigenen Leben oder an der eigenen Persönlichkeit „nicht passt", durch persönliche Anstrengung im Rahmen des Möglichen zu optimieren.

Doch so mancher junge Mensch hat es heutzutage nicht so eilig, sich abzunabeln und sein Leben selbst in die Hand zu nehmen. Oft wird die kindliche Erwartungs- und Anspruchshaltung auch einfach beibehalten, weil das bequem und kostensparend ist. Insbesondere Kinder, die überbehütet mit perfekter Versorgung aufgewachsen sind (oder übertriebene *Verzärtelung* erfahren haben) tun sich später schwer, ein fundiertes Selbstvertrauen und eine altersgemäße Unabhängigkeit zu entwickeln.

Häufig konnte in ihrer überbehüteten Lage nur ein geringes Selbstwertgefühl entstehen. Sie sehen dann ihre vermeintliche Unvollkommenheit, Schwäche und Fehlerhaftigkeit als gravierende individuelle Mängel an und ziehen es daher vor, das kindliche Prinzip der Anpassung und Unterordnung in etwa beizubehalten. Ihr schwaches Selbstwertgefühl ist zugleich ursächlich für ihre deutliche Entscheidungsschwäche. Sie können sich – auch bei guter, rationaler Fremd-Aufbereitung von möglichen Alternativen – nur nach längerer Zeit (wenn überhaupt) mühsam entscheiden.

Diese Menschen messen vielen ihrer Entscheidungen eine übertrieben hohe Bedeutung bei (z. B. als ob es ums Überleben ginge oder für immer wäre). Sie wollen sicher sein, die beste aller denkbaren Alternativen zu finden.

Misserfolge dürfen nicht sein, denn darauf würden sie mit Selbstvorwürfen antworten und sich Versagen vorwerfen. Die Angst vor Entscheidungsfehlern produziert als negative Phantasien: Scheitern, Niederlagen, Verlieren, Spott und Verachtung von Anderen etc.

Deshalb fürchten sie vor ihrer Entscheidung die Verantwortung und die Konsequenzen, insbesondere dann, wenn die Folgen für die Zukunft nicht sicher abzusehen sind. Sie versuchen, (schnelle) Entscheidungen dadurch zu umgehen, dass sie sich für zu schwach, zu jung, ungeeignet, überfordert etc. erklären.

Ein weiterer Hinweis auf einen Nachholbedarf beim Erwachsenwerden ergibt sich aus einer *geringen Frustationstoleranz* bei Enttäuschungen, Misserfolgen oder Niederlagen, wie sie das Leben im Allgemeinen bereithält. Bereits bei kleinsten „Hindernissen" regen sich diese Kinder auf, beschweren sich, jammern, beklagen allerlei Ungerechtigkeiten und verfallen in Selbstmitleid. Sie geben anderen die Schuld an ihrer Schwäche und an ihrem Schicksal.

Typische Lebenseinstellungen sind:

„Die Welt muss mir doch Zufriedenheit und Glück bringen. Mir muss alles gelingen - Fehler kann ich nicht ertragen. Das Leben muss doch gerecht sein. Die Dinge müssen so laufen, wie ich es mir vorstelle – anders ist es unerträglich."

Ein ähnliches Bild vermitteln junge Menschen, die ihre emotionale Kindlichkeit noch nicht hinter sich lassen konnten. Sie leugnen ihre Verantwortlichkeit für sich selbst mit Vehemenz, wollen persönlich nicht für ihre Entwicklung in die Pflicht genommen werden, obwohl sie die altersmäßige Reife dafür erreicht haben. In Auseinandersetzungen versuchen sie dann, ihren Eltern oder einem Elternteil alle Verantwortung und Schuld aufzuladen für ihre eigene "Fehlentwicklung". Sie wollen nicht wahrhaben, dass es *ihre* Verweigerung der erforderlichen Anstrengungen und notwendigen Veränderungen ist, mit denen sie ihr Leben nach den persönlichen Bedürfnissen und Wertvorstellungen aufbauen und selbst gestalten könnten.

Sie formen die zurückliegenden Gegebenheiten so lange nach ihrer Sichtweise um, bis sie zu ihrer eigenen Entlastung „passend" sind. Es ist, als ob sie für immer festlegen wollen: "Ich will dafür nicht verantwortlich sein."

Auf elterlicher Seite führt dieses Verhalten ihrer Kinder selten zu Verständnis und Verständigungsbereitschaft, insbesondere wenn dort der Wunsch nach Anerkennung der erbrachten Leistungen und ggf. Verzichte zugunsten ihrer Kinder vorherrschend (weil tatsächlich berechtigt) ist.

Auch wenn man dieses Spannungsfeld gelassener betrachten kann, ist die Frage berechtigt, warum sich Eltern auf Herabwürdigung, Ignoranz und Verfälschung von Gegebenheiten durch ihre Kinder einlassen sollten. Es wäre ein sinnloses Unterfangen, sofern die Zielsetzung ihres Kindes nicht eine ehrliche Aussprache und gegenseitige Verständigung ist, nicht beiderseits ein harmonischer Ausgleich angestrebt wird. Das setzt allerdings eine gewisse innere Reife voraus, die dann häufig erst mit den eigenen Erfahrungen der Kinder in ihrer Elternrolle einsetzt.

Als Erwachsener weiß man, dass Kinder naturgemäß schwach und hilfsbedürftig sind mit Wünschen, die größer sind als das anfängliche Können. Man kennt aus eigener Erfahrung eine

Reihe von Situationen, in denen man sich unsicher, ängstlich oder unzulänglich fühlt.

Wenn sich bei Kindern aufgrund ihrer entwicklungsbedingten Geringwertigkeits-Erfahrungen jedoch ein Minderwertigkeits-Komplex bildet, dann ist das häufig auf grobe Erziehungsfehler zurückzuführen. So können z. B. Lieblosigkeit, Härte und Strenge, Überforderung, Verurteilung, permanenter Leistungsdruck aber auch Verzärtelung zu einem Minderwertigkeits-Komplex führen, der die natürliche Entfaltung und Weiterentwicklung beeinträchtigt oder teilweise blockiert. In der Folge unterschätzen die Kinder sich selbst und überschätzen die Anderen. Daraus erwachsen ein niedriges Selbstwertgefühl und eine gravierende Unsicherheit, die häufig durch „Ergänzungs-Erlebnisse" im Umfeld (z. B. Kindergarten, Schule) noch verstärkt wird. Dadurch erfährt das Gefühl der Minderwertigkeit weitere Verfestigung.

Oftmals entwickelt sich im Unterbewusstsein zur seelischen Entlastung ein Streben nach „Überwertigkeit". Es wird die Überzeugung aufgebaut, man sei etwas Besseres, gebildeter, klüger und feinsinniger als die Anderen. Dies ist dann das Fundament, auf dem das spätere Streben nach Anerkennung und Macht aufbaut. Das Machtstreben kann sich auch in Überheblichkeit äußern, indem man andere niedermachen, unterdrücken, bloßstellen oder blamieren will. Die Mitmenschen verspüren diese latente Feindseligkeit, wenden sich ab - und so erschafft der Mensch selbst die tiefe Kluft zwischen sich und seinen Mitmenschen.

7.2 Schmerzliche Kindheitsgefühle

Wir kommen an dieser Stelle auf die persönliche Aufstellung „Meine unerfüllten und verletzten Bedürfnisse" (vgl. Kapitel 4.5.1) zurück. Darin finden wir unsere schlimmsten und schmerzlichsten Mangel- und Verletzungsgefühle bis zum Ende des dritten Lebensjahrsiebts mit ergänzenden Notizen.

Alle diese schmerzlichen Erlebnisse, Gefühle und Erfahrungen aus der eigenen Kindheit sowie unsere Interpretationen und Schlussfolgerungen sind in unserem Unterbewusstsein bleibend abgespeichert. Für diesen „Bereich" wurde auch der Begriff „Das Innere Kind" durch die Bücher von *John Bradshaw* und *Erika Chopich/ Margaret Paul* bekannt. Dieser Begriff steht für eine modellhafte Betrachtungsweise. Es geht dabei um einen Anteil unseres inneren Wesens, der in unserer Kindheit entstanden ist, mit entsprechenden Verhaltensmustern und Überzeugungen angereichert wurde und vielfach unbewusst ist.

Was davon uns langfristig zu schaffen macht, das sind unsere schmerzhaften Mangel- und Verletzungsgefühle. Es sind die unzureichend verarbeiteten Ereignisse, deren Energien im Unterbewusstsein weiter aktiv sind.

Mangelgefühle sind entstanden, weil unsere wesentlichen Bedürfnisse als Kind nicht erfüllt wurden oder unser Inneres die damaligen emotionalen Erfüllungsansätze aus unserem Umfeld als „mangel-haft" bewertet hat (zu wenig, zu selten, nicht intensiv oder lang genug etc.). Damals konnten wir den Schmerz der Defizite nicht ertragen; um uns zu entlasten, wurden diese Ereignisse (einschließlich der damit verbundenen Gefühle) ins Unterbewusstsein „verschoben" (*verdrängt*).

Noch heute empfinden wir mehr oder weniger deutlich, dass uns damals irgendetwas gefehlt hat – etwas, das sich noch heute in unserem Erwachsenenleben danach sehnt, von außen, d. h. von anderen erfüllt zu werden.

Verletzungsgefühle entstanden im gleichen Zeitraum, wenn wir uns durch Aussagen unserer Eltern, von anderen Bezugspersonen oder von Gleichaltrigen in unserem Wertgefühl erniedrigt oder verletzt fühlten. Als Folge solcher frühen Selbstwertverletzungen entstanden Ängste und unbefriedigte Bedürfnisse. Vergleichbar waren die Folgen, wenn unser eigenes Streben nach

Liebe, Kontakt, angenommen und zugehörig sein, Beachtung und Anerkennung durch unsere Bezugspersonen abgelehnt, zurückgewiesen, verspottet oder ignoriert wurde. Diese Kränkungen haben unser Selbstwertgefühl geschwächt, uns zutiefst verunsichert und zu überhöhter Sehnsucht nach Akzeptanz, Angenommen-Sein und Geachtet-werden geführt.

Auch die Ängste in unserer Kindheit können vielfältiger Art sein.

Entwicklungsbedingte Ängste sind allgemeiner Art (z. B. altersübliche Angst vor lauten Geräuschen, vor Fremden, Trennung oder Verletzung, Krankheit, Alleinsein, Einbrechern, Tieren, Dunkelheit etc.).

Erziehunsbedingte Ängste sind individueller Art (z. B. im-Stich-gelassen-Werden, Liebesentzug, Ablehnung, Strafe - vgl. Abschnitt 6.3). Bei einigen Ängsten in der Kindheit wird es uns eher gelingen, sie zu verstehen und danach als unbegründet, Irrtum oder als inzwischen nicht mehr aktuelle Gefahr zu erkennen, so dass sich

„Folgereaktionen" von früher im HEUTE erübrigen. Schwieriger ist es bei Mangel- und Verletzungsgefühlen.

Als wirklich Erwachsene ist es unsere Aufgabe, dem „Inneren Kind" zu helfen, sich auf das aktuelle wirkliche Leben (im JETZT) einzustellen, indem wir ihm unsere „erwachsene" Lebenseinstellung, unsere Einsichten und Erfahrungen an die Hand geben.

Wenn die seelischen Wunden der Kindheit noch „schmerzen", dann sind die auslösenden Erlebnisse mit ihren Folgen noch nicht ausreichend „gefühlt" und daher als „noch nicht abgeschlossen" anzusehen. Diese unverarbeiteten und unerledigten „Komplexe" bleiben in unserem Unterbewusstsein weiterhin aktiv, auch wenn wir sie erfolgreich aus unserem Alltagsbewusstsein verdrängt haben. Sie verzehren zusätzlich für die innere *Verdrängung* und die Aufrechterhaltung von *Blockaden* ständig große Anteile unserer Lebensenergie.

Um hier einen Wandel herbeizuführen, müssen wir aufhören, vor unserem Schmerz und Leid aus vergangenen Erlebnissen auszuweichen oder zu flüchten, denn diese emotionalen Energien wirken trotzdem beständig weiter, so lange wir sie nicht „erlösen". Um aus dieser Zwangslage herauszukommen, müssen wir uns als Erwachsene auf sie einlassen und den damals ausgelösten Gefühlen verständnisvoll unser Herz öffnen. Sie wollen wahrgenommen, als (damals) berechtigt anerkannt und demgemäß gewürdigt werden.

Wenn wir in die Empfindungen unseres *Mangelgefühls* eintauchen, so tun wir das nicht, um „in altem Schmerz zu baden". Wir wollen Einblick gewinnen in die inneren Zusammenhänge, wie dieses Gefühl entstanden ist durch unsere Verknüpfung von Ereignissen, Gedanken und Annahmen, die wir aus damaliger Sicht interpretiert haben. Diese Interpretationen konnten sich nur an unseren *damaligen Grundeinstellungen zum Leben* und unseren begrenzten *Erfahrungen* orientieren. Sie sind folglich *eigene Kindheitskonstrukte* und *keine realen Tatsachen*. Und deshalb sind wir berechtigt, aus heutiger Sicht als Erwachsene mögliche Irrtümer oder Fehler von damals zu beheben oder auch entwicklungsbedingte Veränderungen eigenverantwortlich zu berücksichtigen.

Daher flüchten wir nicht vor unserem Schmerz, sondern wir stellen uns, sodass wir unser Herz befragen können: "Was hätte ich *damals wirklich gebraucht?*"

Wenn beispielsweise als Kleinkind unser Bedürfnis nach Liebe und Zärtlichkeit von unserer Mutter nicht spürbar erwidert, sondern häufig abgewiesen wurde, dann ist dadurch unsere Liebe verletzt und diese Erfüllung suchende Energie immer weiter reduziert worden. Was hätten wir damals anstelle der schmerzlichen Erfahrung *wirklich gebraucht?* Unser Herz hat die Antwort: Herzenswärme, Güte, spürbare Zärtlichkeit.

Indem wir unser Herz mitfühlend weit dafür öffnen, tauchen wir ein in die Vorstellungen und Wünsche von damals. Wir sehen, fühlen und beleben diese positiven inneren Bilder mit unserer Imaginationskraft und geben unserer Sehnsucht Raum, um sich zu entfalten.

Wie hätte das sein sollen, wie nah, wie intensiv? Wie hätte sich das angefühlt? Was wäre daraus erwachsen? Wir gehen völlig in unseren guten Empfindungen auf.

Bitte keine Beurteilung, keine Schuldzuweisung – nur verstehende, mitfühlende Wärme! Und so *tauen* wir das *eingefrorene* ursprüngliche Bedürfnis unseres Wesenskerns behutsam wieder auf. Wir können die Qualität dieser Energie wieder spüren. Sie bereichert uns im Innern und die bisherige Identifikation mit dem bedrückenden Gefühl des *Mangels* löst sich langsam wie von selbst auf. Diese Vorgehensweise bringt uns bei allen emotionalen Entbehrungen und Verletzungen aus Kindheitstagen weiter.

Sie setzt allerdings *zwingend* voraus, dass wir unser natürliches Abwehrverhalten gegen seelischen Schmerz überwinden und bereit sind, ihn vorübergehend zuzulassen und bewusst zu fühlen. Und aus dieser Situation heraus fragen wir uns, wie die „gewünschte" Erfüllung des Bedürfnisses – bezogen auf das auslösende Ereignis – damals *idealtypisch hätte sein sollen*. Spüren Sie tief in sich hinein!

Ihre Vorstellung soll sich möglichst gut, warm und erlösend anfühlen. Passt das emotional zu Ihrem inneren Wesen? Können Sie sagen: "Ja, das BIN ich in Wirklichkeit (immer noch)?"

Erst jetzt, nachdem wir unser Herz den erlittenen Mangelgefühlen geöffnet, sie mitfühlend gewürdigt und angenommen haben, sind sie einer möglichst neutralen Betrachtung unter aktuellem Realitätsbezug zugänglich.

Wir fragen uns, ob das emotionale Defizit aus der Sicht des Kindes zwar zu verstehen, aus der Sicht des Erwachsenen auf der Basis seiner Erfahrungen aber anders zu sehen oder zu bewerten ist. „Bin *ich* das – oder ist es *das Kind* in mir, dessen blockierte Gefühls-Energien danach drängen, endlich wieder zu fließen und zu wirken?" Wir machen uns bewusst, dass die entstandenen Gefühls-Defizite aus den Bedürfnissen als Baby und Kleinkind und aus späteren Erwartungen, Vorstellungen, Hoffnungen, Vorurteilen und Glaubensmustern im Jugendalter entstanden sind.

Inzwischen sind wir jedoch in einem Lebensabschnitt angekommen, in dem es um die Bedürfnisse und Ziele eines Erwachsenen geht. Unser derzeitiges Leben ereignet sich unter völlig anderen Bedingungen im HIER und im JETZT. Es erwartet von uns, dass wir unser ursprüngliches und unverfälschtes Wesen verwirklichen und den Erfüllungsgrad unserer Bedürfnisse (z. B. Liebe, Freude, Wachstum, Wohlergehen) dementsprechend bewerten.

Hierzu trägt das Unterbewusstsein automatisch mit allen bisherigen Erfahrungen sowie unseren gültigen Zielen zur aktuellen Bedürfnis-Erfüllung bei.

Vertrauen Sie auf Ihre innere Führung mit ihren umfassenden Schutzfunktionen und lassen Sie alle Verletzungs- und Mangelgefühle aus der Vergangenheit hinter sich. Die sind allesamt überholt, denn sie beruhen *nicht* auf
- Ihrem derzeitigen Entwicklungsstand,
- Ihrer aktuellen Lebenssituation,
- den Bedürfnissen Ihres jetzigen
  Lebensabschnitts.

Sie brauchen weder an den vergangenen Ereignissen und Gefühlen noch an Ihren Wesenszügen etwas zu ändern oder gewaltsam zu entfernen. Entlassen einfach Sie die „alten" Gefühle und Gedanken des Mangels und der Verletzung aus dem Lichtkegel Ihres Alltagsbewusstseins (*Loslassen*). Die sind inzwischen „erlöst" und werden nun nicht mehr gebraucht!

Dies ist der Weg, auf dem die entbehrten Gefühls-Energien zurückgewonnen werden können. Durch unser Anteil nehmendes Verstehen werden sie frei, können wieder fließen – ohne dass Persönlichkeits-Anteile bekämpft oder Widerstände aufgebrochen werden müssen. Sie sind nicht länger „Opfer" von Schein-Realitäten und falschen Annahmen, die uns - scheinbar - vom Leben aufgezwungen worden sind.

Sie können den Wegfall des bislang hohen Verbrauchs an Lebens-Energie für Schmerzverdrängung und Gefühls-Blockaden körperlich und auch seelisch deutlich spüren. Es ist ein Zuwachs an freier Energie, an Freiheit und Freiraum.

7.3 Eigene Überzeugungen

Diejenigen Gedanken, die wir am häufigsten denken, werden als *Glaubenssätze* bezeichnet. Sie sind uns teilweise unbewusst, prägen aber unser Bild von uns selbst, von den Mitmenschen und der Welt und somit auch unsere Entscheidungen, unser Verhalten und unser Erleben.

Es sind tief verankerte Überzeugungen, mit denen eine Bedeutung, Wertung oder Auswirkung verbunden ist, die wir für wahr halten. Sie sollen es uns erleichtern, die Vielfalt unserer aufgenommenen Informationen schnell und sicher einzuordnen, um sofort angemessen darauf reagieren zu können. Sie entsprechen insofern unserem Streben nach Sicherheit, Stabilität und Kontinuität.

In der Kindheit haben wir zunächst Glaubenssätze von den Eltern, von Lehrern, Geschwistern
oder anderen für uns wichtigen Bezugspersonen
übernommen. Sie haben uns vermittelt, was gilt
und wie die Welt so ist. Das war das „Fundament" für unsere weitere Entwicklung. Dann kamen unsere eigenen, wiederholten Erfahrungen
hinzu. Darauf bauen wir auf, wenn wir unser
Umfeld bewerten und auf Ereignisse reagieren.

Hier ein kleiner Auszug *falscher* Glaubenssätze
allgemeiner Art:

- Das Leben ist schwer, es ist
  nur Kampf und Krampf.
- Nur wer hart arbeitet, hat
  auch Erfolg.
- Wer anders ist als alle anderen,
  wird ganz schnell ausgesondert.
- Man hat die Verantwortung für die
  Gefühle von geliebten Menschen.
- Gut und liebevoll zu sich selbst zu
  sein ist unmoralischer Egoismus.

Erst wenn es nicht mehr so recht gelingt, unsere
Absichten, Vorstellungen und Ziele im Leben

zu verwirklichen, hinterfragen wir unsere „Einstellungen", um unerwünschte, aktuell entgegenwirkende Glaubensmuster zu erkennen. Sie hindern uns daran, ein Leben frei von unnötigen Einschränkungen und falschen Überzeugungen entsprechend unserem wahren Potenzial zu führen.

Wie kommt es dazu? Ursprünglich hilfreiche Glaubenssätze und Verhaltensmuster können sich in einer aktuellen Lebenssituation als unpassend, überholt oder nachteilig erweisen. Es kann auch sein, dass sie uns in Schwierigkeiten oder Konflikte bringen. Sie sind vielleicht durch das allgemeine Meinungsbild überholt oder sie galten nur in einem früheren, besonderen familiären Milieu. Jedenfalls sehen wir uns genötigt, die Ursache und die Zusammenhänge aufzuklären. Erst wenn man weiß, welche unerwünschten Glaubenssätze uns aktiv behindern und wie sie entstanden sind, wird es möglich, ihre fragliche Wirkung aufzuheben.

Wichtig ist, sich klar zu machen, dass ein Glaubenssatz einen Gedanken zum Anlass hat, der von einem Gefühl angestoßen wurde. Es handelt

sich also *nicht* um eine reale Tatsache oder Ei-
genschaft. Es sind gedankliche Konstrukte (eigene oder die von Anderen) – mehr nicht. Man
hat sie als richtig akzeptiert und für etwas Reales
gehalten – hat sich also damit identifiziert, so
dass sie ins eigene Unterbewusstsein aufgenommen wurden.

Von dort aus beeinflussen sie unsere Gedanken,
Gefühle und unser Handeln.

Wir müssen erkennen, dass unsere *eigene Interpretation* (z.B. des elterlichen Verhaltens) oder
das *Akzeptieren* von Fremdbewertungen (Meinungen von anderen) auf unseren persönlichen
Entschluss zurückzuführen sind.

Es ist nicht die Wirklichkeit dessen, was wir erlebt haben, sondern es war unsere Meinung darüber, was Andere uns angetan oder was sie gesagt haben. Folglich können wir uns von einer
„falschen" Überzeugung nur lösen, nachdem
wir die falsche Realität dieses Konstrukts erkannt haben. Allein diese klare Bewusstheit beendet ein Weiterwirken unserer falschen Überzeugungen.

Es ist nicht nur damit getan, einen demgemäßen „Gegen-Satz" zu formulieren und entgegenzustellen, um den „falschen" Glaubenssatz abzulegen. Wenn wir bei einem solchen Vorgehen die „alte" falsche Überzeugung nicht vorher bewusst auflösen, wird sie wieder ins Unterbewusstsein zurückgedrängt und durch energetische Blockierung im Unterbewusstsein verankert. Dort wirkt sie dann beständig weiter.

Unsere *einschränkenden* Überzeugungen sind uns normalerweise nicht bewusst. Wir kommen ihnen auf die Spur, indem wir bei einem aktuellen Problem mit folgenden Fragen ansetzen:

- Was behindert mich, engt mich ein, hemmt mich oder lässt mich zögern, aufgeben oder zweifeln?

- Handelt es sich um eigene Gedanken und Erfahrungen oder sind sie von anderen übernommen?

- Welchen meiner Ziele, meiner essenziellen

Bedürfnisse oder Wesensanteile dient bzw. widerspricht das?

- Was ist mir dabei wirklich wichtig?

Wir können auch die Liste der „Essenziellen Erfüllungsgefühle" in Abschnitt 4.5.2 zur Unterstützung beiziehen.

Hier sind einige Beispiele für **einschränkende Überzeugungen**:

Ich bin falsch geraten - andere sind stets besser.

Ich bin nicht gut und attraktiv genug.

Keiner liebt dich, so wie du bist.

Wenn man Gefühle zeigt, liefert man sich anderen aus.

Sei kein Egoist, denk erst mal an die Anderen.

Die Zufriedenheit anderer ist wichtiger als deine eigene.

Ich muss etwas Besonderes leisten, sonst bin ich wertlos.

Nur wenn ich andere glücklich mache, bin ich ein guter Mensch.

Es ist wichtig, sich als nächstes in diejenigen essenziellen Anteile unseres Wesens-Kerns wie z. B.

Liebe - Freiheit - Freude - Frieden - Glück - Lust - Klarheit - Stärke Wachstum - Willens-kraft – Entfaltung - Wertschätzung - etc.

hineinzufühlen, die durch unser Problem berührt werden. Wenn wir die innere Reaktion fühlen können, gehen wir noch „tiefer" und fragen, welche unserer Strebungen nach

Erkenntnis - Entwicklung
Verwirklichung - Ausgleich
Erfüllung - Harmonie - etc.

ebenfalls damit verbunden sind.

Das Ziel ist, in guten Kontakt mit den „Grund-lagen" unseres eigentlichen Wesens und deren Drang nach Verwirklichung zu kommen. Und aus dieser Wesenstiefe heraus handeln wir authentisch, einfühlsam, selbstbewusst und klar.

Wenn wir in Kontakt mit uns selbst sind, dann können wir auch unseren Selbstwert wirksam von einschränkenden und belastenden Bewertungen befreien, denn es geht ja um die *eigene Entfaltung*. Wir wollen uns durch eigenständiges Denken und Handeln verwirklichen; keine Fremdbestimmung von außen – sondern Selbst-Erfüllung. Endlich *das* und *so* zu sein, was man als Individuum tatsächlich ist, mit dem, was „einem am Herzen liegt".

7.4 Der innere Dialog

Die meisten von uns führen täglich einen stummen inneren Dialog mit dem eigenen Ich, der durchweg unbewusst abläuft. Wir wissen, dass unsere Gedanken große Macht haben. Der innere Dialog prägt unser Handeln und unsere Gefühle in sehr hohem Ausmaß.

Wenn wir also in Gedanken mit uns selbst reden, dann wirkt sich deren Inhalt auf unsere Entscheidungen, unsere Gefühlswelt und auf unseren Körper ganz entscheidend aus. Da wir auch insofern unser Leben selbst in die Hand nehmen wollen, müssen wir auf negative Gedanken in unseren Selbstgesprächen achten, denn sie wirken wie eine „sich selbst erfüllende Prophezeiung".

Am besten packen wir das Übel an der Wurzel und prüfen unseren inneren Dialog.

- Wie viel persönlicher Wesens-Anteil und *eigene* Meinung ist darin enthalten?
- Inwieweit sind die „Aussagen" für uns von Nutzen oder hilfreich?
- Was wird außer negativen Gefühlen dadurch tatsächlich bewirkt?

Mit aufbauenden und ermutigenden Selbstgesprächen können wir unser Selbstwertgefühl — und damit auch unsere Lebensqualität - zielführend und wirksam verbessern. In einer bedrückenden Situation wird bereits der Entschluss, einen aufbauenden inneren Dialog zu beginnen, eine positive Veränderung des Zustands bewirken.

Wir können die benötigte innere Unterstützung selbst passgenau herstellen, indem wir freundlich, zuversichtlich, konkret und klar formulieren, was wir erreichen wollen (nicht: vielleicht, müsste, hätte, sollte; versuchen, probieren; keine Verneinungen oder abwertenden Worte). Es ist fast so, als würde man dem eigenen Ich *den besseren Weg zeigen*.

Diese Vorgehensweise sollten wir dauerhaft beibehalten, um unsere Grundeinstellungen zu verbessern.

Sofern sich jetzt in Ihrem Kopf eine Stimme meldet: "Das kannst du sowieso nicht und bei dir bringt das gewiss nichts", dann haben wir es mit einem inneren „Programm" zu tun, das landläufig als **Innerer Kritiker** bezeichnet wird.

Dies ist keine Person und auch kein Anteil Ihres eigentlichen Wesens, sondern eine Prägung, die in der Kindheit entstanden ist. Anlass waren hauptsächlich unsere Eltern, ältere Geschwister, Lehrer und Mitschüler mit ihrer Kritik und abwertenden Aussagen zu unseren Fehlern und

Schwächen, zu unserem Missgeschick oder Versagen (ergänzt durch Strafen, Verbote und Anschuldigungen), dass wir uns abgelehnt, wertlos, schlecht, ungeliebt, verurteilt, schwach, unterlegen oder allein gelassen fühlten. Als Kind will man diesen Schmerz und diese Ängste nicht, sondern man ist auf die Liebe der Eltern und weiterer Bezugspersonen, auf Zugehörigkeit, Wertschätzung und Anerkennung angewiesen und will sie nicht verlieren.

Um weiterer Ablehnung und Abwertung vorzubeugen, identifiziert sich unser seelisches „Organ" mit diesen negativen Bewertungen, d. h. das entstehende Kinder-Ich verbindet seine gespeicherten Erfahrungen mit solchen negativen „Merkmalen". Es hält die Bewertungen für tatsächliche Merkmale seines Wesens (ich habe schlecht gehandelt – also *bin ich* schlecht) und prägt so das eigene Selbstbild. In der Folge bleiben der Selbstwert und die Selbstachtung gering und es entstehen Gefühle der Minderwertigkeit.

In diesem Zusammenhang entsteht im Unterbewusstsein ein „Programm" mit der bildhaften Bezeichnung *Innerer Kritiker*. Die erlebte Kritik und Abwertung werden verinnerlicht und wirken dort – zunächst unbewusst - in gleicher Art und Weise weiter. (Weitere Informationen dazu finden Sie im Abschnitt 8.1.)

Der reife Erwachsene wird im inneren Dialog seinen *Inneren Kritiker* jedoch fragen, inwiefern seine ständigen Abwertungen, Verurteilungen und Vorwürfe persönlich geholfen und die Lebensqualität tatsächlich verbessert haben.

Weiterhin wird er ihm vorhalten, dass er sich noch als Erwachsener minderwertig, schlecht, fehlerhaft etc. fühlt – auch wenn er erkannt hat, dass der *Innere Kritiker* mit seinen Angriffen die erzieherische Grundeinstellung widerspiegelt: „Du bist ein schlechter Mensch. Man muss bei dir aufpassen, damit noch etwas aus dir wird, damit du noch ein anständiger Mensch wirst, damit du lernst, dich zu fügen, damit . . . . . ."

Auf keinen Fall sollten wir diesen ewigen Nörgler in uns einfach vernichten wollen, um uns die wiederholten inneren Auseinandersetzungen zu ersparen.

Das würde ihm nur weitere Energie für seinen Widerstand zuführen! Besser ist es, seine ursprüngliche Schutzfunktion zu würdigen und seine momentanen Absichten zu hinterfragen. Dann können wir ihm erklären, dass er uns damit nicht hilft, sondern uns abwertet, behindert, begrenzt, hemmt oder lähmt. Er verbraucht dafür erhebliche Mengen unserer Lebensenergie, was letztlich auf körperlicher Ebene zu ernsten Störungen des Gesundheitszustandes führen kann.

Beispiel:

Nach einer beruflichen Krise im Alter von 34 Jahren nimmt sich eine Frau vor, noch einmal (wie in ihrer Jugendzeit) mit dem Malen zu beginnen.

Doch da meldet sich ihr *innerer Kritiker*: „Dein bisschen Aquarell-Malerei von damals – recht naiv, aber es geht. Doch um richtige Bilder in Öl zu malen – dafür hast du bestimmt nicht das Zeug! Das sind doch nur Wunschträume, mehr nicht. Mach dich nicht lächerlich. Vergiss es und mach lieber etwas Nützliches!"

Doch in dieser Hinsicht hatte sie sich bei ihren Überlegungen auf den ewigen Nörgler vorbereitet.

„Ich verstehe, dass du mich vor Enttäuschungen schützen willst. Aber *ich will* meine kreativen Impulse nicht länger unterdrücken! Du kannst mich nicht wirklich abwerten und behindern.
In einer Woche fange ich mit einem günstigen Malkurs an - und dann werden wir weitersehen."

Wir sollten unserem inneren Kritiker auf jeden Fall deutlich machen, dass er nicht unserem wahren Wesen entspricht, denn *er ist nicht* gütig, ermutigend, liebevoll, stärkend, zuversichtlich, tröstend, verständnisvoll oder wertschätzend!

Als Kind war er für uns öfters eine Hilfe, aber in der Gegenwart macht sein Wirken für uns keinen Sinn. Wir erklären ihm ruhig und gefestigt, dass er es nicht mehr mit einem Kleinkind zu tun hat (das er zu schützen hat), sondern mit einem Erwachsenen, der von einer höheren Warte aus seine Interessen, Werte und Zielsetzungen zu schützen weiß.

Wie sagten noch unsere Kinder, sobald sie beim Laufen auf einer kleinen Mauer gelernt hatten, ihre Balance zu halten? „Du kannst mich loslassen – das kann ich jetzt alleine."

7.5 Ängste verstehen

Das Thema „Angst" hatten wir im Abschnitt 6.3 unter dem Aspekt „Einfluss kindlicher Ängste beim Aufbau der Persönlichkeit" angesprochen.

Im Folgenden wollen wir die Angst als hilfreiches „Frühwarn-System" betrachten. Wir können zwar dieses funktionale Wirken unseres Unterbewusstseins nicht beherrschen, aber wir können wählen, wie wir mit seinen „Signalen" umgehen.

Die Angst ist eines der wichtigsten Grundgefühle; sie hat neben der Existenzsicherung zur Aufgabe, uns vor einer Wiederholung von Ereignissen zu schützen, die wir in der Vergangenheit als schmerzhaft oder gefährlich erlebt haben.

Bei tatsächlichen oder vermeintlichen Gefahrensituationen leitet im Unterbewusstsein ein Schutzmechanismus ein angemessenes körperliches Verhalten (z. B. Flucht oder Verteidigung) ein. Biologisch gesehen sind die Angstmechanismen also ein Überlebensschutz, der alle benötigten Körperkräfte in kürzester Zeit zielgerichtet koordiniert, mobilisiert und stärkt.

Rationale Betrachtungsweise

Eine Reihe von Selbsthilfe-Angeboten geht davon aus, dass allein eine verstandesgelenkte Auseinandersetzung mit unseren Angstgefühlen ausreicht, um eine positive Veränderung zu bewirken.

Als **grundlegender Ansatz** wird empfohlen, unsere Angst daraufhin zu untersuchen, ob

- eine Situation und die von ihr ausgehende
  Gefahr real gegeben ist
  oder nur der Vorstellung entspringt,
- unsere Bewertung als „gefährlich" oder
  „schlimm" wirklich gerechtfertigt ist,
- und wie wahrscheinlich es ist, dass unsere
  Befürchtungen tatsächlich eintreten.

Falls die Situation selbst nur auf **Vorstellungen**
beruht, gilt das angenommene Gefährdungspo-
tenzial als sehr zweifelhaft.

Zumeist hält nur unsere subjektive „schlimme"
Bewertung die Angst weiterhin aufrecht! Deshalb ist zu hinterfragen, inwieweit die befürchteten Auswirkungen nach unseren bisherigen
Erfahrungen tatsächlich anzunehmen sind. Oftmals ergibt sich bei näherer Betrachtung und
Differenzierung unserer Befürchtungen, dass
die tatsächliche Gefahr geringer einzuschätzen
ist und die Intensität unserer Angstgefühle spürbar nachlässt.

Ähnliches gilt für die Abschätzung der vorstell-
baren Eintrittswahrscheinlichkeit.

In vielen Fällen beruhen die ausgelösten Ängste auf **tatsächlichen Erlebnissen** in der Vergangenheit – zumeist in den ersten Jahren der Kindheit.

Es wäre folglich zu prüfen, ob unsere Ängste immer noch im Kindheitsstadium stecken. Dazu setzen wir neben die verständnisvolle Betrachtung der Kindheits-Situation unsere Sicht als Erwachsener. War die damalige Einschätzung und Reaktion eine Fehlinterpretation, ein Irrtum, möglicherweise übertrieben oder übersteigert? Falls die damaligen Verhaltensmuster und Überzeugungen in der früheren Situation zweckmäßig und hilfreich waren: Trifft das auf die aktuelle Situation noch zu? Was ist hier gleich oder anders?

Oft hilft es, beide Situationen wie zwei verschiedene Bilder abwechselnd miteinander zu vergleichen. Aus Erwachsenen-Sicht hat man einen anderen Blick auf Zusammenhänge und Bewertungen.

Angenommen, die aktuelle Situation ist **realistisch** eingeschätzt, die erwarteten Folgen wären schmerzhaft und deren Eintrittswahrscheinlichkeit wäre ziemlich hoch.

Dann wäre im nächsten Schritt zu hinterfragen: „Wie wirken sich die möglichen Folgen im Einzelnen aus? Was wäre daran das Allerschlimmste?" und anschließend zu prüfen: „Könnte ich damit weiterleben? Was könnte ich tun, um damit fertig zu werden?" Sofern sich für die beiden letzten Fragen positive Lösungen finden lassen (z. B.: „Zuerst wird es wohl schwer auszuhalten sein – aber den Kopf wird es bestimmt nicht kosten." Oder: „Auch wenn ich die mündliche Prüfung morgen nicht schaffe - ich könnte sie in vier Wochen noch einmal wiederholen."), reduziert sich die Versagensangst auf ein weitgehend erträgliches Maß.

Nur wenn wir *absolut* rat- und hilflos sind, wenn wir die „Gefahr" als unabwendbar ansehen, dann **blockiert uns die Angst total.** Wir meinen, mit unserer Angst nicht fertig werden zu können und erleben ihre Schutzfunktion wirklich als Qual. Spätestens dann sollten wir unser Anrecht auf fachkundige ärztliche bzw. psychologische Hilfe wahrnehmen.

Deshalb werden wir an dieser Stelle nicht auf spezifische Angststörungen, Phobien oder Panikstörungen eingehen. Wir betrachten im Weiteren beispielhaft nur einige weit verbreitete Alltags-Ängste.

Betrachtung auf seelischer Ebene

Es gilt nicht nur, den physischen Körper zu schützen, sondern auch das, was uns „am Herzen liegt". Das ist das Verwirklichungsstreben unseres eigentlichen, inneren Wesenskerns mit seinen Zielen (die wirklichen Ziele sind stets Gefühlszustände wie z. B. Wohlergehen, Freude, Glück).

Und zu dessen Schutz wehrt das Unterbewusstsein automatisch auch konkrete oder drohende *seelische* Schmerzen mit Angstgefühlen ab. Eigentlich wollen wir die nicht wahrnehmen, verschließen uns davor oder verdrängen sie aus unserem Alltags-Bewusstsein. Dadurch „erstarrt" dieses emotionale Energie-Potenzial und „verfestigt" sich sowohl im Unterbewusstsein als auch im Körper.

Wie kann uns das Unterbewusstsein durch Auslösung von Angstgefühlen schützen? Sobald wir mit einer schlimmen, schmerzvollen Erfahrung rechnen (oder uns das vorstellen), will es einem solchen Ereignis vorbeugen! Dem Angstgefühl liegt z. B. die Erinnerung an *seelischen Schmerz* zugrunde, den wir als Kind erlebten, wenn unsere *grundlegenden Bedürfnisse* (z. B. Liebe, Kontakt, Zugehörigkeit, emotionale Nähe) verletzt oder unzureichend erfüllt wurden. Die Schutzmechanismen der Angst wirken in diesem Fall im ureigensten Interesse unserer wichtigsten und wertvollsten Wesens-Anteile. (Hinweis: Zum vertieften Verständnis sollte die „Liste der Mangel- / Verletzungsgefühle" in Abschnitt 4.5.1 beigezogen werden.)

Damals konnten wir diesen Schmerz nicht ertragen, sodass er verdrängt werden musste (und somit auch nicht ausheilen konnte). In die Verdrängung einbezogen wurde das *ursprüngliche* Bedürfnis und sein Bestreben, von uns in unserem Alltag „gelebt" zu werden. Je öfter solche Ereignisse sich wiederholten, umso mehr verfestigte sich die Verdrängung und führte zur inneren Blockade des Bedürfnisses.

Die dadurch gebundene emotionale Energie bleibt dennoch ständig bemüht, in unser Alltagsbewustsein vorzudringen. Sobald sich danach ein ähnlicher oder vergleichbarer Außenreiz ergibt, drängen solche Energien aus der unbewussten Ebene „nach oben" – gekoppelt mit den schmerzlichen Erfahrungen der Vergangenheit. Und prompt reagieren die wesenseigenen Schutzmechanismen, indem sie uns unmittelbar entsprechende Angstgefühle vermitteln.

Es gehört zwar zu unseren elementaren unbewussten Handlungsmustern, die unlustbetonten, unattraktiven Gefühle der Angst abzuwehren und stattdessen nach angenehmen, lustbetonten Gefühlen zu streben.

Doch wie alle Gefühle so will auch die Angst aus dem Herzen heraus gefühlt und verstanden werden. Es wäre falsch, Ängste abzulehnen, sie bekämpfen oder niederringen zu wollen, denn dies stünde im Widerspruch zu ihrer natürlichen Schutzaufgabe! Wir müssen die einzelnen Ängste annehmen und mitfühlend achten, indem wir sie als uns zugehörig betrachten. Dadurch haben wir einen ersten wichtigen Erfolg errungen, nämlich zu leben „ohne Angst vor der Angst". Wir mindern so die innere Anspannung und unsere Stress-Empfindungen.

Wenn man sich nun den Ängsten im Einzelnen zuwendet, trifft man auf eine Vielzahl von Erscheinungen in großer Vielfalt. Deshalb beschränken wir uns hier bewusst auf drei weitverbreitete typische Ängste:

- **Angst vor gefährlichen Bedrohungen für unser Leben oder unsere Gesundheit** (existenzielle Grundangst, die dem Lebens trieb entspringt),
- **Angst vor Ablehnung und Zurückweisung** (erwächst aus dem Bedürfnis nach Zugehörig keit, Angenommen-Sein, Wertschätzung),
- **Angst vor Versagen, Unfähigkeit und Fehlern** (erwächst aus dem Bedürfnis nach Anerkennung, Fähigkeit, Sicherheit).

Im Allgemeinen ist es erhellend, die Entstehung unserer Ängste im Einzelfall nachzuvollziehen, d. h. welches Ereignis das schmerzhafte Gefühl erstmals ausgelöst hat.

Wir werden als häufigste Ursachen
 - ständige emotionale Unterversorgung oder unzureichende Sicherheit,
 - fortwährend kritische oder abschätzige Bewertungen durch nahe Bezugspersonen,
 - eigene Schwächen, Hemmungen oder Unzulänglichkeiten
in unserer Kindheit herausfinden.

Anhand des folgenden Beispiels wollen wir unsere Betrachtungsweise der Angstmechanismen verdeutlichen.

Beispiel:

Angst vor Versagen, Unfähigkeit und Fehlern

Mit dieser Art der Angst soll die befürchtete Wiederholung etwa von folgenden *schmerzhaften Gefühlen* verhindert werden:

Gefühle	Bedürfnisse
abgelehnt	Annahme, Wertschätzung, Verständnis, Freundschaft
ausgegrenzt	Gemeinschaft, Zugehörigkeit, Wertschätzung
herabgesetzt	Achtung, Anerkennung, Bedeutung,
kritisiert	Anerkennung, Respekt, Wertschätzung
verachtet	Achtung, Gerechtigkeit, Rücksicht, Wertschätzung
verspottet	Achtung, Respekt, Wertschätzung
verlassen	Geborgenheit, Verbindung, Zugehörigkeit

Das Ziel ist, von wichtigen Bedürfnissen mit Gefühls-Defiziten weiteren Schaden fernzuhalten.

Es liegt ein starkes Bedürfnis nach Anerkennung und Wertschätzung zugrunde, das unzureichende Erfüllung aufweist. Dies lässt auf ein geringes Selbstwertgefühl schließen.

Als schmerzhaft werden hierzu oftmals Situationen in der frühen Kindheit erinnert, in denen Eltern dem Kind das Gefühl vermittelt haben, besondere Leistungen erbringen zu müssen oder insgesamt nicht in Ordnung zu sein. (Ich bin daneben geraten - irgendwie nicht gut genug!)

Bevor wir eine gründliche Betrachtung und Differenzierung beginnen, wollen wir momentan die Schmerz-Erinnerung erst einmal zulassen und uns hineinfühlen in die frühere Situation, in der unsere Bedürfnisse verletzt wurden oder zu kurz gekommen sind. Es genügt nicht, das gern verdrängte Geschehen nur auf Verstandesebene zu akzeptieren. Wir wollen lernen, es mit einfühlsamer Güte im Herzen nachzuempfinden und die wirkenden *Energien* als Teil unseres inneren Wesens verständnisvoll zu *spüren*.

Von dieser Ebene aus können wir dann tiefer gehen und erkunden, was „unter" dem Schmerz wirkt. Was soll unbedingt geschützt oder verborgen werden, was darf auf keinen Fall eintreten? Auch diese Befürchtungen wollen erkannt, verstanden und „gefühlt" werden.

Erst *danach* sind die bislang verdrängten und als Blockaden verfestigten Gefühls-Energien soweit „gelöst", dass ihr naturgemäßes (aber „gekapseltes") Streben, sich „aus-wirken" zu wollen, wieder möglich wird. Aus ihrer „Erstarrung" erlöst können diese Energie-Potenziale nun wieder fließen zur Erfüllung des(der) betroffenen Bedürfnisse(s).

Dies wird aber erst möglich, wenn wir unsere Angstgefühle nicht mehr bekämpfen, verdrängen oder verleugnen wollen. Durch unsere besonnene Betrachtung, die mitfühlend und zulassend ist, stellt sich ohne besonderes Zutun eine tiefgreifende Entspannung ein.

In diesem Stadium können wir recht erfolgversprechend mit unserer Vorstellungskraft Bilder visualisieren, in denen wir stärker sind als unsere Ängste und den erwünschten Erfolg erreicht haben. Wir spielen dabei (zunächst kritische) Situationen und das von uns erwünschte, erfolgreiche Verhalten gedanklich Zug um Zug durch und genießen dabei unser Erfolgsgefühl.

Wenn wir das wenigstens einmal täglich intensiv üben, können wir die Wirkung recht bald praktisch erleben.

Indem uns das gelingt, brauchen wir die Ängste nicht gesondert aufzulösen und auch keine pure „Verstandes-Lösung" für das Problem zu „erdenken". Möglicherweise würden wir nur das Gegenteil erreichen, denn jeder ungeeignete oder zu früh abgebrochene Versuch des *Verstandes*, die Angst zu mindern oder zu überwinden, bewirkt ihre erneute Verdrängung und die verstärkte energetische Verfestigung! Kurzfristig schafft man vielleicht gewisse Erleichterungen. Doch eine grundlegende „Erlösung" wird nur durch die gefühlte Verbundenheit mit unserem Herzen, dem Zentrum unseres inneren Wesens, ermöglicht. Allein diese innere Verbundenheit macht es uns möglich, zu spüren und zu erfahren: Das gehört zu mir. Es ist Teil meines inneren Wesens!

Dadurch kommen wir in Resonanz mit dem, was bis in die Tiefe unseres Wesens-Kerns unser wahres SELBST ausmacht. Wir erleben so die eigene Identität.

Die vorangehende Erörterung soll auch verdeutlichen:

Sofern wir unsere Angstgefühle nicht quälend übersteigert erleben, sondern ihnen mit Selbstbewusstsein und -vertrauen begegnen und uns wieder beruhigen können, brauchen wir keine „Gegenmittel". Es wäre widersinnig, diese Ängste generell beseitigen oder zerstören zu wollen, denn sie erfüllen ihre Aufgabe durch Auslösung wichtiger natürlicher Schutzreaktionen.

Deshalb ist es von tragender Bedeutung, seine natürlichen Ängste zu verstehen und schrittweise zu lernen, wie man in rechter Weise mit ihnen umgeht.

8 Selbstwert festigen

Im vorangehenden Kapitel hatten wir zwei weit verbreitete Grundängste vieler Menschen behandelt: Die Angst vor Ablehnung und die Angst, zu versagen. Dabei war erkennbar, dass solche Angstgefühle eng verknüpft sind mit dem eigenen Wertgefühl und andererseits mit gewissen Minderwertigkeitsgefühlen. Deshalb wollen wir im Weiteren herausarbeiten, welch bedeutende Rolle dem bewussten eigenen Selbstwert bei unserem Denken und Handeln, bei den Gefühlen und den zwischenmenschlichen Beziehungen zukommt.

Im Zusammenhang mit dem Begriff Selbstwert finden wir eine Reihe von ähnlichen Begriffen wie Selbstwertgefühl, Selbstakzeptanz, Selbstbejahung, Selbstbewusstsein, Selbstsicherheit, Selbstachtung, Selbstvertrauen, Selbstbild etc.

Nach eindeutigen Definitionen sucht man vergeblich; sie überschneiden sich teilweise inhaltlich. Und das umgangssprachliche Selbstwertgefühl ist weder ein echtes Gefühl noch eine Emotion im eigentlichen Sinne. Ähnlich sieht es beim Minderwertigkeitsgefühl und den Synonymen aus. Deshalb wollen wir von etwas ausgehen, das allen Begriffen zugrunde liegt: Die Bewertung der eigenen Person und ihres Handelns. Im Hinblick auf spätere Hilfe-Ansätze ist zu unterscheiden, welche „Instanz" für die eigene Einschätzung und die Bewertung verantwortlich ist.

8.1 Der Innere Kritiker

Im Bereich des Unterbewusstseins stoßen wir auf einen Widersacher, eine innere Stimme, die man den Inneren Kritiker oder Inneren Richter genannt hat. Diese innere Stimme übt bei jeder Gelegenheit unbarmherzig Kritik an unseren Plänen, Wünschen, Annahmen und Verhaltensweisen. Sie weist uns abschätzig und überkritisch auf unsere Schwächen, Mängel, Fehler und Unzulänglichkeiten sowie auf unsere Geringwertigkeit und Bedeutungslosigkeit hin. Nach ihrer Überzeugung ist das, was wir sind, nicht gut genug. Deshalb versucht sie mit ständigen Ermahnungen, Befehlen und Verboten, uns zu einem brauchbaren Mitmenschen zu machen, der im Leben erfolgreich ist. Den Inneren Kritiker interessiert nicht, dass unser wahres Wesen geistig-seelischer Natur ist mit dem Streben, sich zu entwickeln, zu entfalten, sich frei und erfüllt zu fühlen. Er sperrt sich gegen alles, was er (aus seiner äußerlichen Sichtweise) für gefährlich, falsch oder erfolglos erachtet und zwingt uns seine Überzeugungen auf. Dadurch nimmt er unserem Leben – ohne Rücksicht auf unsere Werte, Wünsche und unser Potenzial - die natürliche Gegenwärtigkeit, Spontaneität und Spannkraft. Der Innere Kritiker ist der Verursacher, wenn wir uns wegen seiner ständigen Kritik und Bevormundung bei der eigenen Entwicklung teilweise von uns selbst entfernen. Um es deutlich zu sagen: Sein Wirken entspringt nicht unserem wahren Wesens-Kern und steht im Widerspruch zu unserem Streben nach Selbstverwirklichung!

Der Innere Kritiker ist ein Relikt aus unserer Kindheit. Er ist in unseren ersten Lebensjahren entstanden und dann über Jahre hin zu einer machtvollen „Instanz" gewachsen. Als Kleinkind ist es schmerzhaft, von den Eltern oder anderen Bezugspersonen abgelehnt, nicht beachtet oder bestraft zu werden. Um dem möglichst zuvorzukommen, wurden deren Regeln, Gebote,

Verbote und Anschauungen verinnerlicht. „Lass das sein! Das ist schlecht. Ein gutes Kind tut so etwas nicht!" Solche und ähnliche Aussagen haben wir unbewusst übernommen und uns damit identifiziert.

Das Gleiche wurde erreicht, wenn die Eltern oder andere Personen im Umfeld oder z. B. in der Schule unsere Schwächen oder unsere Bedeutungslosigkeit schonungslos deutlich gemacht haben, uns mit abweisendem Verhalten oder Schläge bestraften oder uns ausgelacht und verunsichert haben. Der Innere Kritiker hat deren Bewertung in sich aufgenommen, d. h. als zutreffend angesehen und sie verinnerlicht. Für ihn stand fest: Wer unzulänglich ist und Fehler macht, ist ein unbrauchbarer Mensch. Wer etwas Unerlaubtes oder Schlechtes tut, ist ein schlechter Mensch.

In der Kindheit hat uns das weitgehend vor Ablehnung und vor Liebesentzug geschützt. Inzwischen sind wir erwachsen und sollten dies auch dem Inneren Kritiker deutlich machen. Wir können inzwischen selbst und eigenständig auswählen, nach welchen Regeln und Ansichten wir leben wollen, wie wir sein wollen oder was wir lieber sein lassen. Unser Denken, Fühlen und

Verhalten ist nicht mehr an Vorstellungen, Wünsche und Regeln anderer gebunden. Wir haben eigene Pläne und entwickeln uns nach den eigenen Interessen, Zielen und Begabungen. Wir können uns und unser Leben selbst einschätzen, selbst für unseren Schutz und unsere Sicherheit sorgen. In der Kindheit hatte diese Aufgabe der Innere Kritiker übernommen und damals war er oft genug eine wertvolle Hilfe. Doch in der heutigen Lebenssituation wollen wir uns nicht mehr dazwischenreden oder uns einschränken oder von etwas abhalten lassen, was uns selbst sehr wichtig ist. Die Verantwortung dafür übernehmen wir selbst. Und zur Not entgegnen wir auf die abschätzigen Kommentare des Inneren Kritikers: „Hau ab, geh zurück in die Vergangenheit. Deine Urteile und Ermahnungen sind alt und überholt! Du hast immer schon ignoriert, was für mich wirklich wichtig war. Du wirst einfach nicht mehr gebraucht!"

So oder ähnlich müssen wir diesen alten „Plage-Geist" über einen längeren Zeitraum immer wieder abweisen, denn er kann hartnäckig und ausdauernd sein. Dann hilft es meistens, ihm klar und deutlich zu machen, womit und inwiefern er uns hindert, unser Leben frei und unbelastet zu führen und in unserem Sinne erfüllend zu gestalten. Wir nehmen seinen schädigenden Einfluss nicht länger hin.

Und mit Blick auf unsere kleinen Unzulänglichkeiten und Fehler im Alltag entgegnen wir gefestigt: "Ich lasse mich nicht mehr verleiten, absolut fehlerfrei und perfekt sein zu wollen!" Zur Verstärkung fügen wir unsere Überzeugung hinzu, dass wir den Wert unserer Person niemals begründen oder gleichsetzen mit einzelnen Verhaltensweisen, Befähigungen oder Fertigkeiten. Im Einzelfall ist ein Fehler oder ein unglückliches Verhalten doch nur eine „Momentaufnahme", die nicht als Grundlage menschlicher Wertschätzung dienen kann.

8.2 Das Selbstwertgefühl

Beim Inneren Kritiker haben wir einen Urteilsprozess im eigenen Unterbewusstsein vorgefunden, den wir nicht leicht unter Kontrolle bringen können. Seine Kriterien stammen von anderen (Eltern, Großeltern, Schule) und stehen oft im Widerspruch zu dem, was wir selbst denken, fühlen und wollen.

Das Selbstwertgefühl hingegen ergibt sich aufgrund unserer Vorstellung von uns selbst (das innere Bild, das man von sich hat) durch die persönliche Einschätzung und Bewertung. Das Urteil beruht also auf eigenen bewussten Gedanken, Gefühlen, Anforderungen, Maßstäben oder Idealen.

Zum einen vergleichen wir uns mit anderen, weil wir gleichwertig, gleichberechtigt und gleichstark sein und uns nicht minderwertig fühlen wollen. Zum anderen betrachten wir unser eigenes Wesen, bewerten spezielle Wesens-Anteile und inwieweit wir sie in unserem Umfeld verwirklichen können.

8.3 Das Minderwertigkeitsgefühl

Das Minderwertigkeitsgefühl ist ein zentraler Begriff in der Individualpsychologie von Alfred Adler. Damit bezeichnet man die unlustbetonte Erfahrung einer natürlichen, vorübergehenden Unvollkommenheit. Erst die besonders gesteigerte, anhaltende Form wird als Minderwertigkeitskomplex bezeichnet. Man geht davon aus, dass derartige Erfahrungen bereits in der frühen Kindheit auftreten.

Als Säugling erfahren wir die Abhängigkeit von den Menschen unserer Umgebung und die Notwendigkeit, uns anzupassen und unsere Fähigkeiten zu entwickeln. Wir sehen zunehmend, was die Erwachsenen uns alles voraushaben. Da ist es naheliegend, sich als kleines, schwaches Wesen, als unzulänglich, vielleicht auch minderwertig einzuschätzen.

Zugleich entsteht aber auch das Bestreben, aus dieser Unzulänglichkeit heraus einen Zustand der Vollwertigkeit, der Stärke, der Gleichberechtigung und Zufriedenheit zu erreichen.

Das seelische „Organ" ist bemüht, einen Ausgleich für das quälende Gefühl der Zurückgesetztheit zu finden. Es stärkt den Willen und das Vertrauen auf die erfolgreiche Entwicklung und die eigene Befähigung, seine persönlichen Ziele zu verwirklichen (fähig und lebenstüchtig zu werden).

Nur wenn ein Kind dabei auf größere Schwierigkeiten trifft, wird dieser Anpassungsprozess an die gegebenen Umgebungsbedingungen gestört. Gewinnt es so den bleibenden Eindruck, dem Leben und seinen Schwierigkeiten nicht gewachsen zu sein, entsteht ein verstärktes, anhaltendes Bild der Minderwertigkeit. Beispiele hierfür sind: Überforderung durch die Eltern; ständige Kritik und Abwertung als zu schwach, zu klein oder unfähig; abschätziges Herausstellen von körperlichen Mängeln; auslachen, bloßstellen etc. Erlebnisse dieser Art bewirken, dass wir unseren Wert als zu gering einschätzen und nur ein geringes Selbstvertrauen entwickeln können.

Das seelische „Organ" versucht, einen Ausgleich zu bewirken, indem das Kind erkennbar ein Übermaß an Stärke, Sicherheit, Anerkennung und Überlegenheit anstrebt.

Falls derartige Kompensationsversuche nicht den gewollten Erfolg zeigen, weil Ermutigung, Anerkennung und Lob fehlen, bildet sich im Unterbewusstsein ein tiefer Minderwertigkeitskomplex, d.h. beispielsweise wird das Überlegenheitsstreben überspitzt und ins Krankhafte gesteigert. Dadurch verstärken sich die negativen Gefühls-Energien und „verhärten". Durch gehäufte und fortgesetzte Mißerfolgserlebnisse entstehen Gefühle der Mutlosigkeit, Resignation und des Pessimismus. Als Folge davon sinkt ein geringer Selbstwert noch weiter ab und das Risiko, sich selbst abzulehnen oder zu verurteilen, steigt an.

8.4 Das echte Selbstbild

Wir hatten festgehalten, dass unser Selbstwert auf der persönlichen Einschätzung und Bewertung des inneren Bildes beruht, das man von sich selbst hat. Dieses Selbstbild mit seinen emotionalen und rationalen Einstellungen wirkt grundlegend und steuernd auf unser Denken, Fühlen und Verhalten ein. Für ein positives Selbstbild ist unter anderem ein wertschätzendes Verhalten unseres persönlichen Umfeldes sehr förderlich.

Andererseits lernen Kinder, die übermäßig kritisiert, zu streng erzogen, abschätzig behandelt oder vernachlässigt werden, sich frühzeitig unbedeutend, fehlerhaft, minderwertig und unbedeutend zu fühlen. Sie können in ihrer Situation eine derartige Behandlung nicht hinterfragen oder aufarbeiten. Noch in der Pubertät machen sie die Erfahrung, dass Eltern sich als mächtig und stark erweisen und dass man noch weitgehend auf sie angewiesen oder von ihnen abhängig ist.

Üblicherweise wollen Kinder auch nicht abgewiesen oder verurteilt werden, nicht isoliert oder völlig allein ohne Zuneigung und Anteilnahme dastehen. Davor haben sie Angst. Daher wird der ganze Komplex vom seelischen „Organ" zur Entlastung ins Unterbewusstsein verlagert und dort gespeichert. Deshalb stellen wir uns späterhin auch nicht unseren Verletzungen, hinterfragen die „Abwertungen" nicht näher oder versuchen, sie aus unserem Alltags-Bewusstsein zu verdrängen.

Jede Schwächung und Minderung unseres Selbstwerts ist eine Kränkung unseres „wesentlichen" Wertes! Und wie reagieren wir in aller Regel? Wir versuchen mit viel (Energie-) Aufwand, die eigene Minderwertigkeit möglichst gut zu verbergen, um uns vor dem Schmerz und der Scham, die wir damit verbinden, zu schützen. Aber so werden wir das Problem niemals los.

Wenn wir bewusst das innere Bild von uns selbst zum Besseren hin verändern, dann verändern wir damit auch die energetischen Schwingungen im Unterbewusstsein. Es ist, als ob wir mit jedem Mal mehr Licht in einen dunklen Raum hineinbringen würden. „Licht" entsteht durch Erkenntnis – während durch Abwehr und

Bekämpfen nur eine zusätzliche negative Energie geschaffen wird. Wir können jederzeit unsere innere Selbsteinschätzung überprüfen und bei Bedarf verbessern, sofern wir uns eingeschränkt oder gehindert fühlen, unsere Wünsche, Vorstellungen und Ziele in die Lebenswirklichkeit umzusetzen. Das bezieht sich auf alle Facetten unserer Selbsteinschätzung. Es erfordert allerdings Willen und aktives Handeln.

Wo und wie fangen wir an?

Wir gehen zurück zu Erlebnissen in unserer Kindheit, die unseren Selbstwert geschwächt oder niedergedrückt haben. Die einzelnen Erlebnisse oder Aussagen von Personen können vielfältiger Art gewesen sein; für uns sind hier die Gefühle wichtig, die wir daraufhin empfunden haben (z. B. abgewiesen, allein gelassen, ausgeliefert, bedeutungslos, blamiert, bloßgestellt, erniedrigt, feige, geringwertig, hilflos, klein, machtlos, missraten, schlecht, schwach, unfähig, unterlegen, verhöhnt, vernachlässigt, verstoßen, verurteilt, wertlos). Derartige Auswirkungen schlagen durch bis zu den Anteilen unseres inneren Wesens, denn in der Kindheit ist es nicht möglich, damit fertig zu werden.

Als Erwachsene können wir jedoch hinterfragen, ob unsere damaligen Einschätzungen und Bewertungen wirklich Grund genug sind, noch heute unsere Selbstabwertung oder Selbstverurteilung aufrecht zu erhalten.

Das, was grundlegend unseren Selbstwert geprägt hat, gründet auf Ansichten, Meinungen, Interessen und Regeln von Personen in unserem damaligen Umfeld. Unser Unterbewusstsein hat sie übernommen und sich zu eigen gemacht. Sie stammen also nicht von uns selbst. Vielmehr haben sie durch ihre Auswirkungen unseren natürlichen Selbstwert belastet, bedrückt und gemindert, eine Reihe von negativen Gefühlen erzeugt und zu entsprechenden Verhaltensweisen geführt.

Deshalb ist es wichtig, für die Inhalte des Selbstbildes auch selbst die Regie zu übernehmen. Wir fassen Mut und trauen uns zu, den eigenen Wert eigenständig einzuschätzen.

Im ersten Schritt wollen wir herausfinden, inwieweit es uns bisher gelungen ist

- das eigene Wesen durch Entwicklung,
  Wachstum und Erkenntnis zu entfalten,

- unsere individuell gegebenen Möglichkeiten,
  Begabungen und Talente auszuschöpfen,
- unsere eigenen Werte, Ideale und Ziele zu
  verwirklichen.

Wir beginnen mit der Prüfung, welche Annahmen, Gedanken, Glaubenssätze und Gefühle sich negativ und behindernd ausgewirkt und unser Wertgefühl „niedergemacht" haben.

Im Einzelnen fragen wir uns:

- Welche „Gründe" gab es für die Einschätzung, man sei minderwertig oder wertlos?
  Was lag dem zugrunde?
- War es überhaupt gerechtfertigt und angemessen, sich minderwertig zu fühlen bzw.
  sich selbst deshalb abzuwerten?
- Was war der Grund dafür, dies hinzunehmen -
  zumal die Auswirkung nicht aufbauend, ermutigend, bestärkend oder aufwertend war?
- Warum wird eine solche Einschätzung noch
  aufrechterhalten?
- Was hindert uns daran uns selber, so wie wir
  sind, liebevoll und mit Verständnis anzunehmen?

So lange wir diese Fragen nicht klären und die Auswirkung nicht verstehen, werden wir einen geringen Selbstwert und ein abträgliches Selbstbild behalten. Dann bleiben die Strukturen dieser Gefühls-Energien weiterhin unverändert.

Erst wenn diese energetischen Verfestigungen und Blockaden verstanden worden sind und sich lösen, können wir beginnen, unsere Wünsche, Vorstellungen und Ziele neu zu bewerten, ob sie dem eigenen Wesen und den eigenen Werten entsprechen. Denn es gilt, dasjenige zu verwirklichen, was gute Gefühle in uns hervorbringt bzw. bestärkt und was man selbst für gut und richtig hält.

Weitere Vorgehensweise

Wir orientieren unser Selbstbild und unseren Selbstwert an dem, was unser wahres Wesen ausmacht mit seinem einzigartigen, individuellen Wesens-Kern.

Es geht darum, mitzuwirken bei der Entfaltung des eigenen Wesens, die Verwirklichung seiner

Wünsche und Werte, Sehnsüchte, Ideale und Ziele sowie die Ausschöpfung von Begabungen, Möglichkeiten und dem in uns angelegten Potenzial.

9 Stress selbst regulieren

Nachdem wir bereits über einige Erkenntnisse zu typischen Ängsten, Minderwertigkeitsgefühlen und einem gering eingeschätzten Selbstwert verfügen, wollen wir nun das Thema „Stress" aufgreifen.

Unter Stress versteht man die körperliche und seelische Reaktion auf alle inneren und äußeren Reize, die Stress verursachen (sog. Stressoren) also das individuelle innere Gleichgewicht (*Homöostase*) beeinträchtigen. Im Rahmen dieses Kapitels wollen wir die Zusammenhänge bei inneren Stressoren betrachten und wenden uns der Frage zu: Welche Möglichkeiten gibt es, bei Stress die körperlichen und seelischen Reaktionen im Rahmen der *Selbstregulation* zu bewältigen?

Unter Selbstregulation soll hier die Fähigkeit verstanden werden, sich aufgrund von Selbsterkenntnis oder Reflexion auf bestimmte Rahmenbedingungen so einzustellen, dass eine Veränderung eigener Gefühle, Gedanken und Verhaltensweisen es ermöglicht, die selbst gesetzten Ziele zu erreichen.

9.1 Stress als Schutzfunktion

Zuerst einmal können wir feststellen, dass es sich beim Stressgeschehen um Körperfunktionen handelt, deren biologischer Ablauf *unbewusst* erfolgt und nur zum Teil durch eigenes Handeln beeinflusst werden kann. Es ist verständlich, dass diese Schutzfunktion zunächst vom Willen unabhängig wirkt, damit Bewusstsein und Willen nicht mit möglichen Fehlbewertungen einwirken können.

Sie hat die Aufgabe, den Organismus unverzüglich äußerst leistungsfähig zu machen – ist zunächst also nichts Schädliches. Sie soll den Körper dazu befähigen, sich einer veränderten Situation anzupassen.

Diese Zielsetzung wird klarer, indem wir uns die drei Hauptaufgaben des Unterbewusstseins ansehen:

1 Es dient dem Schutz unseres Lebens
und unserer Unversehrtheit und
steuert alle Körperfunktionen.

2 Es sorgt für die Lösung unserer
  Probleme und inneren Konflikte
  sowie die Verwirklichung unserer
  Ziele.

3 Es speichert unser Leben lang
  alle Informationen mit zugehörigen Emotionen, die es für seine
  Aufgabenerfüllung als relevant
  erachtet.

Wenn also Reize auf den Menschen einwirken,
die vom Unterbewusstsein
- als gefährlich, lebensbedrohend
  oder Schmerz verursachend
  interpretiert oder
- als neuartige oder besondere
  Anforderung oder Belastung
  bewertet werden,
reagiert es vorsorglich mit der Bereitstellung
von zusätzlicher Energie und erhöhter Aufmerksamkeit, um angepasste Reaktionen zu ermöglichen. Gleichzeitig sucht es im Gedächt-
nisspeicher nach Vorerfahrungen und Verhaltensmustern, um der Gefahr bzw. der besonderen Belastung gerecht zu werden.

Wird die Situation in einem zweiten Bewertungsschritt als beherrschbar und zu bewältigen eingeschätzt, spricht man von eher gutem, beflügelndem Stress. Nach Abwendung der Gefahr bzw. Lösung des Problems werden überschüssige Energien wieder abgebaut, um die Harmonie aller inneren Abläufe wiederherzustellen.

Werden die verfügbaren Mittel und Möglichkeiten als zu gering bewertet, um die Anforderungen zu bewältigen, so treten Überforderungs- und Angstgefühle auf, verbunden mit Kampf- oder Fluchtimpulsen. Das körperliche Stressgeschehen (zur erhöhten Energie-Bereitstellung) setzt sich fort.

Dazu wird dem Stoffwechsel Energie entzogen, die Verdauung wird gebremst und die Körperentgiftung wird langsamer. Die Nieren und die Leber müssen daher verstärkt Abfallprodukte abbauen. Der Sauerstoffgehalt im Blut reduziert sich erheblich, während sich die Herzfrequenz erhöht und der Blutdruck stark ansteigt. Der Magen produziert mehr Magensäure, was auch zu Reizdarm-Symptomen führt. Die Gefahr einer Infektion als auch das Risiko einer Arteriosklerose und eines Herzinfarkts steigen an.

Bleibt das Überforderungsgefühl erhalten, weil die Gefahr bzw. die besondere Belastung weiter fortbestehen, so muss das Unterbewusstsein befürchten, seine Aufgaben zum Schutz unserer Existenz, Gesundheit und emotionalen Stabilität nicht erfüllen zu können.

Insbesondere wenn bei Betroffenen das Gefühl vorherrscht, ein rat- und hilfloses „Opfer" in einer Situation zu sein, die man „nicht in den Griff" bekommen oder ändern kann, kommt es auf Dauer unausweichlich zu negativen Stress-Reaktionen seelischer und körperlicher Art.

Als Folge treten häufig Angst, Panik, Wut, Depressionen oder Selbstverurteilungen auf. Hinzu kommen körperliche Symptome wie z. B. Übererregtheit, Schreckhaftigkeit, flache Atmung, Schweißausbruch, Muskelzittern, Kopfschmerzen, Magenbeschwerden, Schlaf- und Verdauungsstörungen.

9.2 Stressbewältigung

Eine Vielzahl von Ratgebern erteilt nur Ratschläge mit Blick auf die *äußeren* Stressoren. Dabei haben sie den möglichst schnellen Abbau der überschüssigen Energien im Körper im Auge. Gängige Maßnahmen wie z. B. progressive Muskelentspannung (nach Jacobson), Yoga, Meditation, Sport, Tanzen und autogenes Training bewirken erfahrungsgemäß kurzfristig gute Entspannungserfolge. Aber auch körperliche Übungen zur Harmonisierung der Lebensenergien wie z. B. Tai-Chi, Qigong, Jin Shin Iyutsu oder Entspannungsmusik sind hilfreich.

Für eine *tiefgreifende* Änderung müssen aber auch die mit einem Problem verbundenen *Einstellungen und Motive* (z. B. einschränkende Einstellungen, Überzeugungen, Gefühle) und die *Bedeutung, die das Geschehen für den Einzelnen hat*, erkannt und verstanden werden, bevor neue Anpassungen möglich sind.

Das *Stressausmaß* ist also abhängig von
- den konkreten Auslösern,
- der eigenen Reaktion (psychisch und
  körperlich) auf diese belastenden Reize,
- der Bedeutung, die dieses Ereignis
  für uns hat,
- der Möglichkeit, ob eine Bewältigung
  möglich ist oder nicht.

Die *erste* Interpretation und Bewertung findet im Unterbewusstsein ohne unser bewusstes Zutun statt.
Was oder wer bewertet denn dort?
Es ist die Antwort unseres Wesens-Kerns und das Streben unserer Lebensenergie. Deren generelle Zielsetzung ist unsere
- gesicherte Existenz,
- individuelle (Wesens-)Entwicklung,
  Entfaltung und Verwirklichung,
- Kompetenz, Lösungen für persönliche
  Lebensprobleme zu finden, um eine
  Anpassung an Veränderungen zu
  ermöglichen.

Es gehört zu den fundamentalen Einsichten der neuzeitlichen Streßforschung, dass Stress eine generelle *Reaktion der Essenz* in unserem Wesens-Kern auf tatsächlich oder vermeintlich überfordernde oder lebensgefährdende Reize ist (Universität Bern, Arbeitsgruppe Semmer: "Stress as Offence to Self" (SOS-Konzept); Quelle: Wikipedia).

Dass dies ein tiefgründiges Wirken unseres *Selbst* ist, also unseres wahren Wesens, findet inzwischen auch auf wissenschaftlicher Ebene zunehmendes Interesse. Damit rücken unzureichende Entfaltungs- und Verwirklichungsmöglichkeiten des *Selbst* als zentrale Stress-Ursachen auch in das Blickfeld der neuzeitlichen Stressforschung.

Diese Betrachtungsweise lässt uns die enormen Anstrengungen in unserem Körper bei starkem Stress verstehen. Sie macht zudem deutlich, dass dem Wunsch nach einem „stressfreien Leben" ein falsches Verständnis der natürlichen Funktionen zugrunde liegt.

Deshalb müssen unsere *bewussten* Überlegungen zur Stress-Bewältigung auch den speziellen psychischen Schmerz begreifen, der aus der Auffassung erwächst, dem individuellen Entfaltungsstreben und den Anforderungen der Umwelt mit den eigenen Möglichkeiten nicht gerecht werden zu können. „Ich schaffe das einfach nicht!"

Es erschüttert zutiefst, sich selbst (und eventuell auch anderen) eingestehen zu müssen, hilflos zu sein und nicht weiter zu wissen! Dann kommt zum körperlichen Geschehen noch der psychische Stress hinzu: Gefühle des Versagens, der Unzulänglichkeit und Schwäche sowie die Angst, abgelehnt oder verachtet zu werden – und mit all dem allein gelassen zu sein. Dies ist eine extreme emotionale Belastung, denn sie steht elementaren menschlichen Bedürfnissen nach Zugehörigkeit, Anerkennung, Sicherheit, Selbstorganisation und Selbstwert entgegen.

Wir verstehen also, dass nicht nur die energetische Ausgeglichenheit baldmöglichst wiederhergestellt sein soll, sondern auch die Verursacher von mentalem und emotionalem Stress im persönlichen Zusammenhang verstanden werden müssen. Erst dann ist es möglich, mit einem individuellen Stress-Bewältigungsverhalten neue Denk- und Verhaltensmuster einzuüben, die

a) eine möglichst neutrale Wahrnehmung und Bewertung von akuten Stressoren ermöglichen,

b) eine realistische Beurteilung der aktuellen Anforderungen und der einsetzbaren eigenen

Ressourcen (Handlungskompetenz) unterstützen,

c) einer übermäßigen Erregung des leistungssteigernden sympathischen Nervensystems aktiv entgegenwirken.

9.3 Vorgehens-Beispiel

Für alle diejenigen, die sich einen eigenständigen Arbeitsansatz zutrauen, folgt ein skizzenhaft beschriebenes Vorgehens-Beispiel.

Stellen Sie sich eine persönliche Stress-Situation vor, die Sie mehrfach belastet hat und fragen Sie sich:

1. „Was war der Auslöser dafür? Wer oder was stresst mich?"
Nur wenn Sie wissen, was Sie stresst, können Sie die Stress-Intensität gezielt mindern.

2. „Welche Gefühle löst dasjenige in mir aus, was mich stresst?" „Und worauf beruht das?"

Nur wenn Sie Ihre Reaktionsmuster auf bestimmte Stress-Reize kennen, können Sie gezielt etwas tun, um vorwärts zu kommen.

3. „Sind meine Reaktionen auf die Stress-Aus-löser angemessen oder übertrieben?" Bei drohender Überforderung und Angst fällt es schwer, „klar und objektiv" zu denken. Insbe-sondere wenn wir überraschend, ungewohnt und intensiv betroffen sind, bedenken wir manchmal positive Aspekte nicht. Dann wird der Stress in-tensiver empfunden, als es objektiv nachvoll-ziehbar ist.

4. „Bei dem was mich stresst, spielen da auch eigene Überzeugungen, Denkmuster oder Hemmnisse eine verstärkende Rolle (sog. Stress-Verstärker oder Mit-Verursacher)?" Es kann durch unbewusste, innere Reize z. B. stresserzeugende und blockierende Denkmuster zu unbewussten Stressreaktion des Organismus kommen, die das sympathische Nervensystem zu sehr aktivieren.

Beispiele:

Ungeduld, Perfektionsstreben,
„Muss- / Darf-nicht-Forderungen",
alles allein machen wollen,
keine Hilfe erbitten können,
ignorieren eigener Leistungsgrenzen,
es anderen recht machen wollen,

nicht „nein" sagen können (wegen besonderem Harmoniebedürfnis).

„Wirken vielleicht andere Motive und Zielsetzungen mit? Was will ich unbedingt erreichen oder verhindern?"

Beispiele:
Ich darf keine Fehler machen, andere nicht verärgern, keine Schwäche zeigen, keine Gelegenheit für Kritik bieten. Vor anderen muss ich immer stark, ausdauernd und belastbar sein. Ich muss verhindern, dass mein Aufgabenfeld und meine Einflussmöglichkeiten beschnitten werden.

„Was soll auf keinen Fall eintreten oder bekannt werden?"

Beispiele:
Ich darf unbezahlte Mehrarbeit nicht ablehnen, sonst werde ich entlassen. Meine früheren Fehlentscheidungen dürfen auf keinen Fall bekannt werden. Meine Angst, zu versagen, darf niemand erfahren. Mein Partner darf mich auf keinen Fall verlassen.

Viele dieser persönlichen Zielsetzungen, Forderungen und Festlegungen mögen beim ersten

Betrachtungsansatz nachvollziehbar sein. Trotzdem ist zu prüfen, wann sie sich als klare *Überforderung* erweisen und inwieweit man durch
Lockerung dieser strikten „MUSS- oder DARF-
NICHT-Sätze" sich selbst Erleichterungen verschaffen kann!

Fragen-Beispiele:

- Muss ich wirklich derartige Anforderungen
  absolut einhalten?
  Wer oder was „zwingt" mich dazu?
- Ist es diesen extrem hohen Energieverbrauch
  wert?
- Überfordere ich mich dadurch nicht selbst?
- Wäre weniger nicht viel besser?
- Was muss sofort und was kann später erle-
  digt werden?
- Warum muss ich das alles selber machen?
- Kann es sein, dass es niemand interessiert,
  was ich mir oder der Welt noch beweisen
  will?
- Ist es möglich, dass keiner von mir erwartet,
  stets vorbildlich und fehlerfrei zu sein?

5. „Wären die Auswirkungen tatsächlich so
schlimm?"
Was wäre das Schlimmste daran? Würde sich

das wirklich vernichtend, für immer oder langfristig schädlich auswirken?

Könnte ich trotz gewisser Nachteile mit den Auswirkungen leben? Könnte ich einen möglichen „Schaden" oder „Verlust" dennoch verkraften?

Vermittelt mir das eventuell auch eine hilfreiche Erfahrung oder bietet sich dadurch eine spezielle Chance?

6. „Was könnte ich tun, wenn der schlimmste Fall tatsächlich eintritt?

Könnte ich den „Schaden" begrenzen oder Hilfe bekommen?"

Welche rechtlichen Möglichkeiten hätte ich?

Könnte ich den Betriebsrat einschalten?

Könnte ich mich an die / den Mobbing-Beauftragte(n) wenden?

Kenne ich einen Burnout- und Stress-Coach, der mich beraten könnte?

Würde ich einen Therapeuten aufsuchen?

7. „Welche Möglichkeiten sind mir inzwischen eingefallen, mit denen ich meine Stress-Reaktionen (körperlich / psychisch) besser bewältigen könnte?"

Zum Beispiel: Entspannungstraining, Stressbewältigungstraining.

Welche davon sprechen mich am ehesten an /
passen gefühlsmäßig am ehesten zu mir?
Welche davon könnte ich nutzen und wie kann
ich das verwirklichen?

8. „Welche Erleichterungen hoffe ich dadurch
zu erreichen?"
Wie würden sie sich auswirken? Was bringt
mir das?

Das Ziel des geschilderten Vorgehens im Wege
der Selbstregulierung ist folgendes: Wir wollen
dem Stress nicht mehr hilflos ausgeliefert sein.
Wir wollen zum einen die ausgelöste Stress-Er-
regung und unsere Stress-Reaktionen möglichst
niedrig, d. h. beherrschbar halten. Ergänzend
soll der Körper unterstützt werden beim alsbal-
digen Abbau der unverbrauchten „Stress-Ener-
gien", damit er sein biologisches Gleichgewicht
wiederherstellen kann.

Anmerkung:

Sie haben sich bis hierher vorgearbeitet - das
verdient Anerkennung. Wenn Sie bei einigen
Passagen gewisse Schwierigkeiten hatten, so ist
das verständlich und vollkommen in Ordnung.

Gönnen Sie sich eine Verschnaufpause. Lassen Sie die Grundideen in sich nachwirken. –

Lesen Sie dann bitte dieses Kapitel nochmals in Ruhe durch und notieren Sie stichwortartig die Gedanken, Ideen und Gefühlsimpulse, die dabei in Ihnen aufsteigen. Sie werden sehen, es lohnt sich.

Öffnen Sie sich ruhig und entspannt ohne Vorannahmen, Festlegungen oder Beschränkungen für die Entdeckung Ihrer eigenen „Innenwelt". Konzentrieren Sie Ihre Aufmerksamkeit auf Ihre Herzgegend und atmen Sie im Einklang mit Ihrem Herzen. Spüren Sie die Ausweitung und wie sie mit Gefühlen der Wärme und Güte ausgefüllt wird.

Suchen Sie sich diejenigen Begriffe aus, von denen Sie auf Anhieb angenehm berührt werden. Versenken Sie sich bei jedem dieser Begriffe tief in Ihr Inneres.

Gehen Sie hinein in die Verbindung mit Ihrem Herzen. Hören Sie auf seine Stimme und spüren Sie bei jedem Begriff die Qualität Ihrer inneren Resonanz – das sind die Schwingungen, die von Anteilen Ihres Wesens-Kerns ausgehen, mit denen Sie im Einklang sind. Bitte lassen Sie sich dafür ausgiebig Zeit.

Geben Sie Ihren Empfindungen und Gedanken freien Raum und genießen Sie Ihre „Entdeckungen".

Wenn Sie bewusst diese verschiedenen Schwingungen in Ihr Herz aufnehmen und bereit sind, demgemäß zu leben, dann können Sie nach gewisser Zeit in Ihrer Außenwelt dasjenige vorfinden, was zu diesen Schwingungen im Innern passt.

Wer bereits gute Meditationserfahrung hat, kann seine persönliche Vorgehensweise für ein vertieftes Empfinden dieses „Mitschwingens" nutzbringend einsetzen.

Unser Wesens-Kern gleicht einem Getreidekorn, das alle Anlagen und Kräfte für den Aufwuchs bis zur Reife enthält. Er ist das innere, individuelle SELBST des Menschen, das unserem Denken und Handeln durch das seelische „Organ" die Impulse und Bedürfnisse zuführt; es steuert uns mit Hilfe von Informationen, die wir als Gefühle (angenehmer oder unangenehmer Art) wahrnehmen.

Um uns ein positives Selbstbild zu erarbeiten, wollen wir lernen:

- uns vom Drang nach positiver Bewertung und Anerkennung durch andere zu befreien,

- uns unabhängig zu machen von kritischen oder abschätzigen Meinungen anderer (diese keinesfalls übernehmen als eigene Verurteilung oder Selbstabwertung),

- zu handeln in Einklang mit den eigenen Werten, Wünschen und Vorstellungen,

- persönliche Ideale und die Erwartungen an uns selbst nicht zu hoch anzusetzen,

- nicht stets besser sein zu wollen (im Vergleich zu anderen),

- die eigenen „Schwächen" anzunehmen,

- die eigenen „Stärken" bewusst zu machen und zu unterstreichen,

- mit uns selbst wohlwollend, nachsichtig und geduldig zu sein,

- einzusehen, dass man sich Liebe und Zuwendung nicht verdienen kann.

Wir müssen nicht mustergültig und fehlerfrei werden. Ein jeder Mensch hat schwache Seiten. Wir sind auch nicht gezwungen, in jedem Fall stets unser Bestes zu geben. Es genügt, wenn wir zuverlässig und aufrichtig bestrebt sind, eine Aufgabe gründlich und ordentlich zu erfüllen.

Zahlreiche Ratgeber fordern dazu auf, der eigenen (oder übernommenen) Selbstabwertung positive, bestärkende und ermutigende Gedanken und Gefühle entgegen zu setzen, um ein negatives Selbstbild zu überwinden (z. B. durch häufig wiederholte Affirmationen). Man hofft, dadurch die alten, negativen Überzeugungen „umzuprogrammieren". Aber ohne einen wirklichen Erkenntnisprozess wird eine tiefgreifende Veränderung im Unterbewusstsein nicht möglich sein. Tatsächlich bleibt dann die alte Überzeugung weiterhin so wie sie ist. Die neue Aussage wird lediglich hinzugespeichert. Dadurch bewirkt man – auch aus energetischer Sicht - höchstwahrscheinlich einen weiteren inneren Konflikt. Bestenfalls kommt dabei eine kurzfristige Erleichterung ohne tiefere Wirkung zustande.

Eine tiefgreifende Änderung erreicht man allerdings nur, wenn

- man sich von einer falschen Überzeugung dadurch löst, indem einem das „Falsche" (der Irrtum, der Trugschluss, die Fehlinterpretation, der Fehler) einsichtig wird   und

- man im Innern deutlich die wohltuenden, erleichternden Gefühle erlebt, die von der neuen positiven Überzeugung bewirkt werden. Dies ist eine im Herzen spürbare eigene Gewissheit.
Sie entsteht durch die Übereinstimmung der neuen Überzeugung mit den jeweiligen Anteilen unseres Wesens-Kerns.

Dieses Erkenntnis-Wissen, das aus der Tiefe unseres Wesens aufsteigt, ist das echte, unverfälschte Fundament für unser Selbstbild und den Aufbau unseres Selbstwerts. Es ermöglicht uns, im Einklang mit unserem Wesens-Kern auf das Ziel der Selbsterfüllung hin zu leben.

Wenn „neue" Überzeugungen jedoch unrealistisch oder unwahr sind, können sie keine ändernde Wirkung entfalten.

„Alte" Minderwertigkeits-Überzeugungen, die nach andauernden, tatsächlichen Erlebnissen der eigenen Schwäche, Unterlegenheit oder Unfähigkeit entstanden sind, zeigen sich nach aller Erfahrung als resistent bei eigenen Änderungsversuchen. Auf diesem Versuchen erweisen sich letztlich die persönlichen Lebenserfahrungen einfach als stärker.

Abhilfe ist dennoch möglich. Dazu wird jedoch therapeutische Unterstützung und Begleitung benötigt.

10 Belastende Gefühle beherrschen

Bei einer Reihe von behandelten Einzelthemen haben wir gesehen, wie grundlegend und weitgehend das Unterbewusstsein auf unsere Wahrnehmungen, Gedanken, Gefühlswahrnehmungen und unser Handeln einwirkt. Es entscheidet meistens ganz allein, was gut oder schlecht, förderlich oder gefährlich, angenehm oder unangenehm für uns ist. Sofern wir nicht achtgeben und steuernd eingreifen, hat es unsere Gefühlswelt komplett im Griff.

Wer nicht weiß, wie man auf seine Gefühle Einfluss nimmt und zu unerfahren ist, um sie zu steuern, der ist zunächst total hilflos. Das überträgt sich dann auch auf Probleme, die mit unangenehmen, belastenden oder schmerzhaften Gefühlen behaftet sind. Die Betroffenen fühlen sich der Situation und dem Gefühlsgeschehen völlig ausgeliefert, als hilfloses Opfer der Ereignisse.

10.1 Hinweis- und Warnfunktion

Wir wissen, dass unsere Gefühle die Folge unserer Gedanken sind. Das Unterbewusstsein versieht Wahrnehmungen und Gedanken, die es für bedeutungsvoll hält, mit einer positiven (angenehmen) oder einer negativen (unangenehmen) Gefühlstönung. Bei positiver Gefühlstönung sind wir bemüht, dass der Zustand möglichst lange erhalten bleibt. Negative Gefühle wollen wir jedoch schnellstmöglich loswerden, weil wir sie als „Leid" oder „Schmerz" erfahren.

Dabei übersehen wir, dass diese „negativen" Gefühle Warn- und Hinweisfunktion haben, die uns Unstimmigkeiten oder Fehler aufzeigen und vor Gefahren und Nachteilen schützen wollen. Wir sind dann aufgerufen, unsere Gedanken, Eindrücke, Annahmen oder Interpretationen zu prüfen und mögliche Irrtümer oder Fehler aufzuklären. Von daher wäre es völlig falsch, negative Gefühle zu verdrängen oder bekämpfen zu wollen. Wir sollten sie als „Wegweiser" ansehen, die uns hinführen zu den *Ursachen* für unseren „Schmerz" oder unsere „Krankheit".

10.2 Zu sich selbst kommen

Sofern aber unsere Gefühle *nicht* auf die Lebenserhaltung und unseren Schutz oder *gegen* unsere Entfaltung und Verwirklichung gerichtet sind, sodass sie unser „Leid" *nicht* verringern – dann sind wir aufgerufen, dagegen etwas zu unternehmen.

Wir wollen uns wohlfühlen und das tritt ein, wenn in unserer Gefühlswelt angenehme Gefühle signalisieren, dass man mit seinem Denken, Fühlen und Handeln im Einklang ist mit der Essenz seines inneren Wesens-Kerns. Zur Verdeutlichung ist hier nochmals die Zusammenstellung „Anteile des Inneren Wesens" (vgl. Abschnitt 8.4) eingefügt, die uns zum wahren Kern unseres Wesens hinführen soll.

Anteile des Inneren Wesens

Glück, Güte, Liebe, Freude, Frieden (innerer), Wohlwollen

Einfühlung, Herzenswärme, Nähe, Mitgefühl, Harmoniestreben, Offenheit, Rücksichtnahme, Verbundenheit, Sympathie, Wertschätzung

Bejahung, Bestätigung, Ermutigung, Unterstützung,

Selbstvertrauen, Hoffnung, Mut, seelische Stärke, Wille, Würde, Zuversicht

Ästhetik, Harmonie, Schönheit

verbunden mit dem Streben nach:

Entfaltung, Erfüllung, Erweiterung, Freiheit, Unabhängigkeit, Wachstum, Kreativität, Vitalität

Bitte entspannen Sie sich, lassen Sie alles Alltägliche hinter sich und versuchen Sie, „zu sich selbst" zu kommen. Lassen Sie sich Zeit, um die Verbindung zwischen Ihrem Wesens-Kern und Ihrem Herzen herzustellen – und „fühlen" Sie sich hinein.

Das Ziel unserer Existenz ist, dass wir uns selbst unverfälscht, ungehindert und erfüllend verwirklichen – soweit uns das möglich ist. Daher wollen wir – wo immer es realisierbar ist – uns von äußeren Zwängen sowie hemmenden Einflüssen und Meinungen anderer weitgehend unabhängig machen und so den Weg ebnen für das Streben und Wirken unseres eigentlichen Wesens und der Lebenskraft in uns.

10.3 Vorgehensweise

Was ist nun zu tun, sofern negative Gefühle wiederholt auftauchen?

Bei der nachfolgenden Vorgehensweise handelt es sich *nicht* um *das* Standard-Verfahren schlechthin; bei der Vielfalt und Komplexität der Problemstellungen ist so etwas unmöglich. Es enthält jedoch die grundlegenden Arbeitsschritte und zielt darauf ab, die „Ursachen" und deren Auswirkungen zu *verstehen*. Nur daraus resultierend können wirksame Maßnahmen durch individuelle Anpassung gefunden werden.

Arbeitsschritte

1 Anlass oder Auslöser

„Warum habe ich diese Gefühle und Gedanken? Was war der Auslöser?"
Es geht darum, dass wir uns die eigenen Reaktionen bewusst machen. Dazu müssen wir die

Problemstellung unverändert so annehmen, wie sie ist, und sie dann näher betrachten.

2 Problemstellung

Als erstes haben wir den Zusammenhang unserer belastenden Gefühle mit den zugehörigen Gedanken klar bewusst zu machen. Dies ist die Grundvoraussetzung für das weitere Handeln.

Der Versuch, die belastenden Gefühle zu verdrängen oder zu verbergen, würde nur zu deren Verstärkung im Unterbewusstsein beitragen.

3 Gedanken und Gefühle

„Welche Gedanken gehen mir durch den Kopf, wenn ich über das Problem nachdenke? Welche Gefühle sind damit verbunden?"

4 Frühere Ereignisse

„Gibt es vergangene Ereignisse, die äußerlich, mit Gedanken oder Gefühlen dem augenblicklichen Anlass oder Auslöser gleichen oder ähnlich sind?"

Derartige Früherfahrungen (häufig in den ersten Lebensjahren) und ihre Folgen lassen uns sehr oft die aktuellen Reaktionen besser verstehen.

- Wie kam der „Schmerz" von damals zustande?

- Wovor hatte ich Angst? Welche „Gefahr" sollte gebannt werden, d. h. was sollte nicht eintreten oder vermieden werden?

- Welche Bedürfnisse, Wünsche und Sehnsüchte waren ausschlaggebend für mein weiteres Verhalten?

Dies sind die zentralen Aspekte, um die es geht; wir müssen sie erkennen und als wesenszugehörig annehmen.

5 Die Auswirkungen

„Wie haben sich die Ereignisse ausgewirkt
- in meinem Selbstwertgefühl,
- auf meine Bedürfnisse,
- auf meine Entfaltungsmöglichkeiten?"

6 Gefühlsbelastung verringern

Nachdem wir so weit vorangekommen sind, um die Zusammenhänge klar zu sehen, wollen wir nun an der belastenden Wirkung unserer Gefühle ansetzen.

Die kleine Übung besteht darin, dass Sie – entgegen unserer Intention, belastende Gefühle loszuwerden – sich diesen Gefühlen stellen, sich hineinfühlen und lernen, sie vorübergehend auszuhalten. Bedingung ist jedoch, dass Sie in der Lage sind, sich vorher weitgehend zu entspannen! Dafür ist es gleich, ob Sie die Progressive Muskelentspannung nach Jacobson oder andere Verfahren zur Spontan-Entspannung anwenden.

Wichtig ist, dass es Ihnen zu einem entspannten Gesamtzustand verhilft. Sie nehmen also das unangenehme Gefühl an und machen sich klar: „Es ist *nicht* die befürchtete „Gefahr", in die ich mich jetzt begebe – es ist allein das *Gefühl* der Angst in mir. Es ist nur das Gefühl und nicht die „Gefahr" selbst! Das Gefühl hat Warnfunktion und will mich schützen. Ich will es *annehmen* und nicht mehr bekämpfen. Ich kann seine Wirkung aushalten, bis die körperliche Anspannung und der Druck *spürbar nachlassen*."

Der Körper mindert daraufhin die Ausschüttung der aktivierten Stress-Hormone und Neurotransmitter und beginnt damit, sie abzubauen.

Sie können sich nun ganz für diese Empfindungen und die Entspannung öffnen. Das ist Ihre echte Lernphase. Und mit jeder Wiederholung, die Sie aushalten, wird die ursprüngliche Gefühlsbelastung geringer, weil Ihr Unterbewusstsein mitlernt.

Zur Verstärkung können Sie sich durch eigenen Zuspruch (wie im *Inneren Dialog* - vgl. Abschnitt 7.4 - ausgeführt) loben und ermutigen.

7 Lösungen erarbeiten

Wirklich tiefgreifende Lösungen „aus dem Regal" sind kaum vorstellbar. Jeder muss seine Art der Lösung und ihrer Umsetzung, die zu den einzelnen Fakten passt, finden. Zwischen den zugrundeliegenden Wünschen, Sehnsüchten und Bedürfnissen einerseits und ihren Auswirkungen auf die eigene Wertschätzung, unser Verhalten und unser Entfaltungsstreben andererseits wird das Spannungsfeld deutlich, aus dem wir angepasste Lösungen im Einzelfall herausfinden können.

Wichtig ist in erster Linie, sich von Einflüssen, Meinungen anderer und äußeren Zwängen frei zu machen.

Es zählt nur die eigene Meinung! Was ist mir wichtig? Was will ich wirklich? Worauf kommt es mir an (ohne dass anderen dadurch Nachteile entstehen)? Nur meine innere Stimme hat Gewicht!

Zur Verwirklichung nehmen wir unseren Mut zusammen und handeln, auch wenn da noch gewisse Angstgefühle mitschwingen. Zunächst beginnen wir mit einfachen, kleinen Schritten, denn wir wollen uns nicht gleich „verheben". Schon nach wenigen Erfolgen werden Sie ein Gespür dafür entwickeln, wann Sie weitere Lösungen angehen können, die Ihnen „am Herzen liegen".

10.4 Beispiele

Die folgenden Beispiele dienen dazu, die darge-
legte Vorgehensweise zu erläutern.

Beispiel 1

Konfliktvermeidung

1 Anlass

Die Chefin hat meine Vorschläge zur Verbesserung der internen Zusammenarbeit bei der letzten Arbeitsbesprechung vor allen als unqualifi-
ziert, idealistisch und unpraktikabel herunterge-
macht. Es war mir in dem Moment einfach unmöglich, mich zu wehren. Ich verurteile mich
wegen dieser Schwäche.

2 Problemstellung

Es fällt mir sehr schwer,
- die eigene Meinung zu sagen, Kritik
  auszusprechen,
- Anforderungen anderer abzulehnen
  (oder nur unter Schuldgefühlen),

- nach eigenen Vorstellungen und
  Bedürfnissen zu leben,
- mich über die Meinung anderer
  hinwegzusetzen.

Ich wage nicht,
- eigene Gefühle auszusprechen und
  danach zu leben,
- eigene Wünsche zu äußern,
- mich so zu zeigen, wie ich bin.

Lieber weiche ich Konflikten aus, halte den Mund und passe mich an.

3.1 Gedanken

Ich muss mich selbst zurückstellen, mich zurückhalten und anpassen. Ich darf meinem Herzen und meinen Überzeugungen nicht „Luft machen". Es bringt nichts ein, gegen jemand oder gegen andere Ansichten zu sein. Ich muss brav und lieb sein, damit andere mich mögen. Als Kritiker oder Abweichler steht man sehr schnell alleine da.

3.2 Gefühle

Angst,
- abgelehnt, ausgelacht, gekränkt, gemobbt
  zu werden,

- nicht gut anzukommen, nicht verstanden zu werden,
- dass andere sich abwenden oder mich ablehnen,
- vor harter Strafe oder Kritik,
- allein gelassen zu werden und ungeliebt zu sein.

4 Frühere Ereignisse

Zuwendung und Liebe konnte ich von meinen Eltern nur bekommen, wenn ich so war, wie sie es wollten und für gut hielten und wenn ich folgsam war. Ansonsten gab es harte Kritik und Strafe, Abwendung, Unverständnis und Liebesentzug.

Auf jedes kindliche: "Ich will aber . . . " folgte von den Eltern: „Du hast hier gar nichts zu wollen, sondern zu gehorchen. Es geht hier nicht nach deinem Kopf. Das kannst du machen, wenn du groß bist!"

Mein weiteres Verhalten ergab sich aus dem Wunsch, dennoch geliebt, angenommen, verstanden, bestätigt, wertgeschätzt und nicht allein gelassen zu sein.

5 Die Auswirkungen

Geringes Selbstwertgefühl, Angepasstheit an die Meinung anderer, Aggressionshemmung, geringe Selbst-Entfaltung, Selbstverachtung (wg. Feigheit)

6 Gefühlsbelastung verringern

Wir sehen mit Blick auf die verursachten Auswirkungen, dass Schritte zum Abbau der Angstgefühle als Erstmaßnahme der falsche Ansatz wären.

7 Lösungen erarbeiten

Hier sind erst einmal solche Maßnahmen vorrangig, die das Selbstwertgefühl und das Selbstbewusstsein stärken und den Mut zur eigenen Meinungsbildung und Lebensgestaltung aufbauen.

Es ist möglich, mit Selbsthilfe-Literatur zu diesen speziellen Themen anzufangen und dann zu sehen, wie weit man mit diesen Hilfen kommt. Je nach Lage der persönlichen Situation dürfte es jedoch leichter und effektiver sein, mit therapeutischer Unterstützung zu arbeiten.

Beispiel 2

Entscheidungsschwäche

1 Anlass

Meine derzeitige berufliche Tätigkeit im Sozial-
bereich ist sehr aufreibend. Nach manchen Ge-
sprächen fühle ich mich völlig leer und demoti-
viert. Ich möchte mich nach 16 Berufsjahren
verändern, aber ich kann mich seit Monaten
nicht zwischen den möglichen Alternativen entscheiden. Ich kann aber auch nicht klar benen-
nen, was mich stets erneut verunsichert.

2 Problemstellung

Es fällt mir im Allgemeinen schwer, mich kurzfristig für oder gegen ein Vorhaben zu entscheiden. Das gilt gleichermaßen beim Kauf eines
Kleidungs- oder eines Möbelstücks. Es kommen
immer neue, innere Hürden auf, die ich zu überwinden habe.

3.1 Gedanken

Es geht ja nicht um eine Entscheidung zwischen Schwarz und Weiß. Man muss doch bei Entscheidungen alle Aspekte und die ganze Tragweite berücksichtigen. Dazu gehört oft auch, die zukünftige Entwicklung einzubeziehen, doch das macht alles noch schwieriger.

3.2 Gefühle

Angst
- vor Fehlentscheidungen, Festlegungen, Nachteilen
- vor Ablehnung, Ansehensverlust, Scheitern, Versagen,
- vor unübersehbaren Folgen und Forderungen.

Ich fühle mich stark unter Druck, weil ich meine, es immer falsch zu machen. Die Ängste über mögliche negative Folgen lassen mich dann nicht los.

Eigentlich möchte ich gern perfekte Entscheidungen treffen, aber man weiß ja nie, ob es nicht doch eine bessere Option gibt.

4 Frühere Ereignisse

Im Grunde waren es die fortwährenden abwertenden Bemerkungen im Elternhaus, die ich in der Kindheit zu ertragen hatte. Es war das vorwurfsvolle, abschätzige Herausstellen meiner „Unfähigkeit" selbst bei kleinen Versehen oder kindlichen Unzulänglichkeiten. Ich höre es noch heute: "Dass du immer wieder Ärger machst und Probleme! Mach doch endlich mal etwas richtig. Sieh hin und stell dich nicht so unbeholfen an, sonst wird nichts aus dir!"

Ich habe mir redlich Mühe gegeben. Aber aus Angst, wieder etwas nicht richtig zu machen, war ich dann so unsicher, dass oft irgendetwas danebenging.

Ich hätte mir so sehr ein verständnisvolles, gutes Wort gewünscht. Denn im Grunde war da immer der Wunsch nach Anerkennung, Fähigkeit, Wertschätzung und Fähigkeit.

5 Die Auswirkungen

Ängstlichkeit, Selbstunsicherheit, Aufschieberitis, geringes Selbstvertrauen, Selbstabwertung

6 Gefühlsbelastung verringern

Die stärkste Gefühlsbelastung („Entscheide jetzt!") wird in diesem Fall durch das zögerliche, hinausschiebende Verhalten vermieden. Erfahrungsgemäß verringert sich der restliche Spannungsdruck, sofern die befürchteten (überschaubaren) Auswirkungen (Ansehensverlust, Ablehnung etc.) öfters und gründlich betrachtet werden.

7 Lösungen erarbeiten

Vorrangig sollte es darum gehen, die Wahrscheinlichkeit, das Ausmaß und die Tragbarkeit von befürchteten und von real möglichen „Folgen" zu betrachten, durchzudenken und ggf. neu einzuschätzen.

Häufig wird einer Entscheidung wie auch einer Fehlentscheidung zu viel Bedeutung beigemessen.

Es geht auch nicht immer um die bestmögliche, risikofreie Entscheidung. In manchen Situationen wird es einfach nicht möglich sein, alle Auswirkungen oder die Entwicklung in der Zukunft abzusehen. Dann zählen Mut und persönliche Verantwortungsbereitschaft.

Ergänzend sollte das Selbstvertrauen aufgebaut und gefestigt werden.

Dazu gehört auch, die eigene Entschlusskraft und das Umsetzen von Entscheidungen fortlaufend zu trainieren. Auch Leistungssportler und Konzertpianisten brauchen viel Übung, bis sie zum großen Erfolg kommen.

Beispiel 3

Selbstabwertung

1 Anlass

Meine Freundin, an der ich sehr hing, hat mich vor gut einem Jahr verlassen mit dem Hinweis, es gebe da inzwischen jemand anderen. Vor lauter Selbstzweifeln und Angst vor einer Blamage habe ich mich seitdem nicht getraut, junge Frauen anzusprechen, die mir gefallen könnten.

2 Problemstellung

Ich habe mich immer schon schwergetan, von mir aus mit anderen Menschen erstmals ins Gespräch zu kommen. Das war auch bei Mädchen so. Wenn mich heute eine Frau interessiert, spüre ich sofort die Angst bei dem Gedanken, sie anzusprechen. Ich fühle mich dann so unsicher, dass ich nicht weiß, was ich sagen soll.

3.1 Gedanken

Seit sich meine Freundin einen anderen Partner gesucht hat denke ich, nicht attraktiv, nicht gut genug, nicht erfahren genug, nicht liebenswert und irgendwie minderwertig zu sein. Bei neuen Kontakten bin ich deshalb unsicher und zurückhaltend. Durch meine Hemmungen kann ich mich nicht so geben, wie ich eigentlich bin. Nur wenn ich meine, dass man mich akzeptiert oder mag, habe ich kaum Probleme. Ich würde auch gern wieder eine Frau ansprechen, die ich sympathisch finde, aber damit habe ich stets wenig Glück gehabt.

3.2 Gefühle

Angst
- vor Ablehnung, Kritik, Missbilligung, Zurückweisung,
- für Frauen uninteressant und nicht gut genug zu sein,

- blamiert, beschämt oder lächerlich gemacht zu werden,
- weiterhin allein zu bleiben und verlassen zu leben.

4 Frühere Ereignisse

Ich kann mich erinnern, dass in meiner frühen Kindheit das Vertrauen und der innere Kontakt zu meiner Mutter verloren gegangen sind. Sie hatte mich beim Vater „verraten", nachdem ich ihr meine Ängste und meinen Abscheu ihm gegenüber anvertraut hatte. Obwohl sie unter der Unzufriedenheit und vielen unschönen Szenen meines Vaters zu leiden hatte, hielt sie dann doch zu ihm. Der Vater kümmerte sich kaum um mich.

Durch ihre belastete Ehe und die berufliche Auslastung beider Elternteile habe ich so gut wie keine verständnis- und gefühlvolle Zuwendung bekommen. Danach stand ihnen nicht der Sinn und so war dafür eben keine Zeit. Was Liebe oder auch Selbstliebe ist, habe ich nie mitbekommen oder erfahren. Seit meinen vorsichtigen Versuchen in der Jugendzeit, in Freundschaften einen liebevollen Ausgleich zu finden, habe ich vielerlei Ablehnung und Enttäuschungen erfahren.

Wahrscheinlich war ich nie attraktiv und wertvoll genug, um geliebt zu werden.

5 Die Auswirkungen

Unsicherheit bei Kontaktaufnahme, Minderwertigkeitsgefühle, geringes Selbstwertgefühl, Selbstabwertung, emotional verschlossen (um möglichem Verletzungs-Schmerz auszuweichen), geringe Kritik-Resistenz, erhöhtes Harmoniebedürfnis.

6 Gefühlsbelastung verringern

Die stärkste Belastung entsteht stets dann, wenn Wünsche nach Sympathie oder Liebe aufkeimen, zugleich aber starke Angst- und Unsicherheitsgefühle den Menschen hindern, auf diese Personen zuzugehen und sich zu öffnen. Als Hauptursache kommen die aufgezeigten schmerzhaften Früh-Erfahrungen und die Angst vor leidvollen Wiederholungen in Betracht.

7 Lösungen erarbeiten

Bei der Erarbeitung eines hilfreichen Lösungsansatzes stehen folgende Kernprobleme im Mittelpunkt:

- mangelndes Ur- und Selbstvertrauen
  (zurückzuführen auf die frühzeitige Unterbrechung der emotionalen Bindung an die Mutter)

- negativ geprägtes Frauen-Bild
  (eigenes verunsicherndes, unklares Mutter-Bild; enttäuschende und ablehnende Erfahrungen mit Mädchen.)

- Angstbewältigung durch:
  - Abbau der Überbewertung von Absagen, Zurückweisungen
    sowie eigenes Wertempfinden abkoppeln
    von der Zustimmung der Außenwelt
    (Erfolglose „Ansprache" ist kein Werturteil, keine Ablehnung der Persönlichkeit,
    denn diese ist ja noch unbekannt.
    Die persönlichen Lebensumstände
    und Erfahrungen der Frauen sind
    ebenfalls unbekannt.)
  - „Ansprache-Verhalten" lernen und *üben*
    (zunächst als positive Vorstellung, dann
    nur als Verhaltenstraining - ohne
    zwingend „gefallen" zu müssen.)

11 Das befreite Bewusstsein

Wenn wir in diese Welt hineingeboren werden, bringen wir bereits individuelle Prägungen (z. B. Anlagen, Fähigkeiten, Eigenheiten) in unserem Wesens-Kern mit. Von ihm gehen Impulse aus, die uns als Wünsche, Sehnsüchte, Vorstellungen, Handlungs-Impulse und Bedürfnisse bewusst werden. Sie streben nach Verwirklichung und Umsetzung, indem sie sich mit der Lebensenergie verbinden; sie wirken gestaltend auf unseren Lebensverlauf ein und bilden die Grundlage für unsere (äußerlich wahrnehmbare) Persönlichkeit - und dies, so lange wir leben.

Daraus leitet sich die Erkenntnis ab, dass wir in dieser Welt sind, um uns und unser Potenzial zu entwickeln und darüber hinaus mit unseren Begabungen und Fähigkeiten möglichst auch zum Wohl und Nutzen der Mitmenschen beizutragen.

Und wer kennt sie nicht, diese stille Sehnsucht in uns, frei zu sein für das, was im Wesens-Kern ruht und darauf wartet, angenommen und gelebt zu werden!

Unser inneres Entwicklungsstreben bewirkt, dass sich im Unterbewusstsein eine individuelle „Lebens-Skizze" bildet (Alfred Adler nannte diese Lebensschablone „Bewegungslinie"), die unserem vorgesehenen Entwicklungs- und Erkenntnis-Prozess entspricht. Es handelt sich hierbei nicht um einen konkreten Lebenslauf, sondern es geht um seelische Bewegungen, die das innere Wesen in Richtung auf sein Ziel hin vorwärts bringen. Hier finden wir also die „Ursachen", die sich auf unsere Lebensgeschichte auswirken – auch wenn wir zunächst das Sinnhafte daran nicht immer gleich erkennen können.

Derartige Auswirkungen im Verlauf unserer Lebensgeschichte werden wir uns am Beispiel von Erfahrungen mit Einsamkeits-Gefühlen im nächsten Abschnitt ansehen.

11.1 Einsamkeitserfahrungen

Wenn wir unseren Lebensverlauf rückblickend betrachten, ist uns nur selten bewusst, welche Gefühle und zugrundeliegende Bedürfnisse den stärksten Einfluss darauf hatten und welche

Rolle unsere Erfahrungen und Erwartungen dabei gespielt haben.

Dies soll beispielhaft an typischen Erfahrungen mit Einsamkeits-Gefühlen dargelegt werden.

Vorbemerkungen

Der Mensch ist ein soziales Wesen. In der Evolution des Homo sapiens war die Verbindung zur Horde überlebenswichtig. In der Gruppe hatten unsere Vorfahren hinreichend Schutz und Chancen für ihre Existenz; isolierte Einzelne konnten sich meist nicht lange behaupten.

Die Zeiten haben sich zwar geändert, doch bei einer Reihe von Lebenssituationen ist die Befürchtung, allein gelassen zu werden und einsam zu sein, von ganz entscheidender Bedeutung. Diese Zusammenhänge wollen wir im Folgenden näher betrachten.

Das Gefühl der Einsamkeit entsteht, wenn wir vermeintlich oder tatsächlich von den anderen Menschen getrennt oder abgeschieden sind. Es gehört zu den menschlichen Ur-Ängsten und seine elementare Energie wird wie körperlicher

Schmerz empfunden. Gefühle der Einsamkeit und Verlassenheit sollen uns eigentlich davor warnen, den notwendigen sozialen und emotionalen Kontakt zu unseren Mitmenschen zu verlieren.

Anhand der folgenden Beispiele wollen wir uns ansehen, wie intensiv und entscheidend sich Einsamkeits- und Verlassenheitsgefühle auf unsere Entwicklung und unsere Lebensgeschichte auswirken können. Dazu behandeln wir folgende Lebensabschnitte bzw. –situationen:

- Säuglings- und Kleinkindzeit

- Kindheit

- Hineinwachsen in die Gemeinschaft

- Ende der ersten „großen Liebe"

- Wandel in der „Lebensmitte"

1 Säuglings- und Kleinkindzeit

Wann sind wir erstmals in Kontakt mit Einsamkeits-Gefühlen gekommen?

Gehen wir im Geiste zurück in die Zeit als Säugling und Kleinkind. In diesem Lebensabschnitt ist Liebe, Nähe und emotionale Bindung der Eltern oder anderer Bezugspersonen (hauptsächlich der Mutter) für das Kind lebensnotwendig.

In dieser Zeit hat eigentlich jeder von uns die erste Trennung (und weitere) von unserer Bezugsperson erlebt. Wenn wir damals nicht die erwartete Zuwendung, Liebe und Bestätigung erhielten, so haben wir das als Ablehnung, als ungeliebt und verlassen sein interpretiert und als schmerzhaftes Alleinsein gefühlt. So haben wir erstmals erfahren, wie schlimm es sich anfühlt, abgelehnt und im Stich gelassen zu werden. Und das bleibt als Erinnerung, die schmerzenden Gefühle der Verlassenheit und des Alleinseins, verbunden mit der Machtlosigkeit gegenüber diesen Gefühlen.

2 Kindheit

Kinder haben das natürliche Bedürfnis, geliebt, geborgen, anerkannt sowie vom Wesen her erkannt und geborgen zu sein. Das bezieht sich insbesondere auf die Mutter (oder eine „ersatz-weise" Beziehungsperson, beispielsweise die Oma oder die Tante), von deren liebevoller Zuwendung und Präsenz sie ab dem ersten Tag angewiesen waren.

Wenn Kinder in den ersten Lebensjahren zu streng erzogen, zu häufig getadelt oder bestraft und als unfähig gescholten werden, fühlen sie sich ungeliebt oder unerwünscht, unverstanden und allein gelassen. In solchen Kindern entsteht die Angst, dass sie die Liebe und Zuwendung der Eltern verlieren, allein gelassen und schutzlos sind. Daraus erwachsen ihre besonderen Bemühungen, lieb, artig und folgsam zu sein, um von den Eltern wahrgenommen, geliebt und nicht verlassen zu werden.

Kinder mit guten und bestärkenden Erziehungs-Erfahrungen geben sich hingegen fordernd und kämpferisch. Sie vertrauen darauf, dass sie wegen ihrer Forderungen weder abgelehnt noch verurteilt werden. Das bringt sie weiter.

3 Hineinwachsen in die Gemeinschaft

In jungen Jahren stellt man sich selten die Frage: "Wer bin ich denn als Individuum nun wirklich?"

Damals waren wir bemüht, ins Leben hineinzuwachsen, zu lernen, uns einzufügen, brauchbar und anerkannt zu sein – am liebsten noch etwas besser, klüger und erfolgreicher als die Anderen. Deshalb waren wir wiss- und lernbegierig und haben uns dem Umfeld angepasst, so wie wir es als Kind im Elternhaus bereits gelernt hatten. Das Elternhaus und das soziale Umfeld bildeten den Nährboden, auf dem unsere Überzeugungen und Verhaltensmuster heranwuchsen. Wir wollten einfach dazugehören und angenommen sein. Deshalb suchten wir unsere Chancen in der Anpassung und wollten vermeiden, negativ aufzufallen.

Vielleicht waren wir deshalb auch bemüht, den Anderen zu zeigen, welches Können und welche unerkannten Fähigkeiten in uns stecken. Wir waren zielstrebig und engagiert und haben störende Gefühle, abweichende Meinungen oder Überzeugungen sowie stille Zweifel häufig unterdrückt. Warum? Weil aus dem Hintergrund die Angst vor möglicher Ablehnung, Verurteilung oder Einsamkeit warnte.

4 Ende der ersten „großen Liebe"

An so etwas hatte man nie gedacht, aber plötzlich war es geschehen: Die erste „große Liebe" war zu Ende, einfach so oder aufgrund von beruflicher Veränderung, Ablehnung durch die Familie, möglicherweise auch wegen sozialer oder glaubensmäßiger Unterschiede.

Und dadurch war es mit einem Mal Realität - das bekannte Gefühl, einsam und im Stich gelassen zu sein. Hinzu kam der Schmerz über den Verlust dieser tiefgreifenden Liebe, die man in sich und in dem Anderen erlebt hatte. Aktuelle Gefühle wie Hilflosigkeit, Verzweiflung und Traurigkeit dehnten sich aus.

Derartige Einsamkeits- und Verlassenheits-Gefühle können starke und nachhaltige Auswirkungen entfalten. Je nach Situation wurden Gefühle der Unzulänglichkeit oder des Versagens und der Geringwertigkeit verdrängt. Was aber als Erinnerung im Bewusstsein präsent blieb, das war der psychische Schmerz, verlassen, einsam und hilflos zu sein. Und vielleicht auch der Wunsch, einen derartigen Schmerz nie mehr erleben zu müssen.

5 Wandel in der „Lebensmitte"

Irgendwann in der sogenannten „Mitte" unseres Lebensverlaufs (manchmal früher, oftmals später) geschieht es öfters, dass wir uns von der bisherigen Außenorientierung abwenden und unsere inneren Werte, Bedürfnisse und Wünsche aufgreifen, um sie abzugleichen mit dem, was inzwischen aus uns und unserem Leben geworden ist. Das bisher Erreichte und der Alltagsverlauf werden hinsichtlich ihrer Qualität hinterfragt. Darunter fallen auch zwischenmenschliche und partnerschaftliche Beziehungen hinsichtlich ihres inneren Wertes für uns selbst. Die üblichen Ziele äußerlicher Art sind durchweg erreicht. Der normale Alltag nimmt uns mit all seinen Aktivitäten voll in Anspruch, sodass zum Nachdenken selten Zeit bleibt. Aber man bemerkt irgendwann, dass das Leben und seine Anforderungen sich verselbständigt haben und es kommt öfters das Gefühl auf „man wird gelebt". Man spürt eine gewisse „Entfremdung" von sich selbst, vom gesellschaftlichen Umfeld mit seinen Gewohnheiten, Ansichten und Ritualen und nicht selten auch von der Partnerin oder vom Partner. Zugleich weitet sich ein Gefühl der Einsamkeit und Leere aus und man fragt sich: Willst du so weiterleben?

Die frühere Motivation zum gemeinsamen Leben ist möglicherweise nur noch eingeschränkt gegeben. Vielleicht hat man sich „auseinander gelebt" oder es haben sich bei wichtigen Interessen, Überzeugungen oder Lebensgewohnheiten unüberbrückbare Gegensätze gezeigt, die zu ständigen Spannungen oder zur „gegenseitigen Sprachlosigkeit" geführt haben.

Dann beginnt der ehemüde Teil zu prüfen, ob, wann und wie eine Trennung möglich wäre. Plötzlich steht man vor einem Berg von Ängsten und Fragen. Wird man finanziell zurechtkommen, was wird mit den Kindern und wie werden sie reagieren? Was werden Eltern, die Geschwister, Freunde und Nachbarn sagen? Wo soll man hin, um einen neuen Anfang zu wagen? Zusätzlich kommen weitere Unsicherheiten oder Schuldgefühle auf und als Schlimmstes die Befürchtung, möglicherweise ohne die bisherigen Kontakte zu Freunden und Bekannten allein gelassen zu werden und einsam zu bleiben. Ab dann sind die Stress-Erscheinungen kaum noch zu regulieren. Und in so manchem Fall führen derart massive Ängste dazu, den „Befreiungsversuch" (je nach Lage der Dinge) aufzugeben oder zurückzustellen. Man nimmt sich vor, „einfach weiterzumachen" – auch wenn dies schwerfällt. Doch im Innern wirkt ein solcher Entschluss wie eine „Selbstverleugnung", für die man sich zeitweise selbst verachtet. Wenn dann niemand da ist, mit dem man über all dies reden kann, dann kann die Angst vor Einsamkeit höchste Wirkung entfalten. Der Druck und die ständige innere Anspannung führen dann entweder später doch zur Trennung oder das seelische „Organ" erzeugt zunehmend schlimmere Krankheits-Symptome, sodass es – ohne positive Veränderung der Lebensumstände – nicht zur ganzheitlichen Heilung und Gesundung kommen kann.

Folgereaktionen

Wenn wir derartige, ähnliche oder auch andere Einsamkeitserfahrungen im eigenen Leben gemacht haben, ist es wichtig und bedeutsam herauszufinden, wie wir damals unsere Einsamkeits- und Verlassenheitsängste erlebt und wie wir daraufhin mit Gedanken, Gefühlen, Verhaltensweisen, neuen Überzeugungen und Zukunftsvisionen reagiert haben.

Haben wir

• die Anpassung gewählt, um Anerkennung zu bekommen und nicht abgelehnt zu werden?
• unsere Gefühle eingekapselt, sie als „sentimental" oder „lebensfremd" abgetan und verdrängt?
• uns vor weiterem Schmerz durch Vermeiden von ähnlichen Wiederholungen geschützt?
• verbissen unsere „Rolle" weiterhin „gespielt", uns nicht zu erkennen gegeben?
• versucht, uns mit Ironie und Zynismus zu schützen?
• mit Alkohol und Medikamenten versucht, Erleichterung zu finden?
• uns in die Arbeit gestürzt oder besondere Aktivitäten als Ausgleich entwickelt?

Diese Fragen lassen sich – je nach Art der Erfahrungen - beliebig erweitern. Wichtig ist, genau hinzuschauen, mit welchen ersatzweisen

Bedürfnissen und Gefühlen, verfälschten Wünschen und Vorstellungen sowie kompensierenden Denk- und Verhaltens-Mustern das Unterbewusstsein reagiert hat, um das Erfüllungs-Defizit bei den ursprünglichen Bedürfnissen auszugleichen.

Doch es sind alles nur Ersatzlösungen, die nicht dauerhaft „satt" machen.

Beispiele:

Anstelle ursprünglicher Zuwendung und Nähe verlangt man stets nach Beachtung, Anerkennung und Geltung, statt Nähe und Wärme genügt manchem bereits Sexualität, anstelle inneren Wertbewusstseins strebt man verstärkt nach materiellem Besitz und gehobenem Konsum-Verhalten. Erlittene Erniedrigung, Unterlegenheit, Schwäche und Zurücksetzung verlangen nach Ausgleich in Form des Karriere-, Überlegenheits- und Machtstrebens.

Mit der Zeit bildet sich aus diesen Verhaltensweisen das, was allgemein als äußeres Erscheinungsbild bezeichnet wird. So entsteht unser - auf die Außenwelt gerichtetes - Ich, unsere abgefälschte Persönlichkeit, die wir bei Bedarf vorzeigen, um mitzuhalten und um uns zu schützen. Sie ist nicht Bestandteil unseres Wesens. Doch sie wirkt sich ganz entscheidend auf die Gestaltung unserer Lebensführung und auf unsere Lebensgeschichte aus.

In dieser Einsicht liegt einer der wichtigsten Schlüssel zum eigenen Selbst-Verständnis und zu einem wirklich befreiten Bewusstsein.

Weiterentwicklung

Wir kommen in unserer weiteren Entwicklung nur vorwärts, indem wir uns der Befürchtungen und Ängste annehmen mit dem Ziel, uns im Kern (als Selbst) zu retten.

Das geht nicht mit purem Aktionismus, sondern es setzt voraus, sich über die ganz persönlichen (und bislang zu kurz gekommenen) Bedürfnisse, Wünsche und Vorstellungen klar zu werden sowie deren Wertigkeit und Bedeutung zu erkennen. Solange wir uns nicht mit unserem inneren Wesen und seinem Wirken verbunden fühlen, leiden unsere Wesens-Anteile unter ihrer inneren Abgetrenntheit und verursachen Gefühle der inneren Entfremdung. Hinzu kommen Gefühle des Alleinseins, der Verlassenheit und der Geringwertigkeit.

Um den daraus resultierenden Stress abzubauen, müssen wir uns nach innen hin öffnen, uns verstehen und lieben lernen – so wie wir wirklich sind. Das gelingt, indem man verständnis- und liebevoll mit falschen Annahmen, Ansichten und Schlussfolgerungen aus der Kindheit umgeht und sich Irrtümer und Fehler verzeiht. Wir Menschen sind nun mal nicht perfekt.

Entfremdungs- und Einsamkeitsgefühle lassen sich nur abbauen, indem wir in unserem Herzen wieder zur Übereinstimmung mit unserem wahren Wesen (mit unseren innersten Antriebskräften, Wünschen und Impulsen) kommen. Dort sind wir voller Liebe, Güte und ohne Schuld.

Nur so erfahren wir, was unsere echten Bedürfnisse sind, was für uns gut wäre, noch wichtig ist und gelebt werden will. Die negative Auswirkung von Einsamkeits-Ängsten lässt sich überwinden, indem wir zur Übereinstimmung mit unserem inneren Wesen finden und auf die innere Orientierung vertrauen.

Sobald wir den Mut dazu aufbringen, wächst uns auch die Kraft dafür zu und dann sind wir frei, unser Leben nach dem einzurichten, was zu uns passt. Dabei helfen eine klare Entschiedenheit und eine zielorientierte Vorstellung der „Gefühls-Lage" für das, was man noch verwirklichen und erleben möchte. Das ist das Fundament, um einen durchgreifend neuen Lebensabschnitt zu gestalten – losgelöst von der Vergangenheit.

11.2 Innere Verbundenheit

Unser Wesens-Kern ist eine unzerstörbare, geistige „Kern-Substanz", die unsere geistige Essenz miteinschließt. Diese Essenz enthält auch das ganzheitlich-umfassende „Wissen" über unser Wesen und steht in ständiger Kommunikation mit dem Herz (als Gefühls-Zentrum), dem Bauch-Zentrum, dem seelischen „Organ" und dem Gehirn. Dies sind die primären „Wirk-Komponenten", über die sich unser inneres Wesen äußert. Sie steuern uns mit Hilfe des Unterbewusstseins und sind die Garanten unserer individuellen Existenz. Bei natürlichem, unbeeinträchtigtem Energie- und Informationsfluss werden Handlungs-Impulse vom Wesens-Kern weitergeleitet an unser seelisches „Organ", dort mit Hilfe des Herzens mit Gefühlen angereichert und an das Gehirn als „Schaltzentrale" übermittelt. Von dort aus werden sie zu Bedürfnissen (z. B. nach Nähe, Verständnis, Entfaltung), körperlichen Handlungen oder geistigen Aktivitäten umgewandelt.

Wer aber aufgrund eigener Entscheidung seine Wesens-Impulse abwertet, verfälscht lebt oder unterdrückt (oder aufgrund seiner Lebensumstände dazu genötigt ist), der blockiert somit wichtige Anteile und Energien seiner Essenz. Dadurch wird er zum eigenen Feind, der sein inneres Wesen bekämpft, seine persönliche Weiterentwicklung und Entfaltung schädigt oder sogar sabotiert. Es entsteht ein immer stärker werdender Energie-Stau, der ab einer gewissen Stärke als Leid, Kummer, Krankheitssymptom oder „Schicksal" in unser Leben drängt. Nun gehört jedoch zu unserer Entwicklung, dass wir von Geburt an begrenzende und einschränkende Regeln und Prägungen aus unserem Umfeld aufgenommen haben, die durch Identifikation in unser Unterbewusstsein eingefügt wurden. Auch sie beeinflussen weitgehend unbemerkt unser Alltagsleben.

Sofern erlernte und übernommene Regeln, Ge- und Verbote, Ansichten und Bewertungen aus der Vergangenheit uns heute jedoch ungerechtfertigt hemmen oder belasten, ist Selbsterforschung angesagt.

Dazu hinterfragen wir, ob sie tatsächlich unserem Wohlergehen, unseren Interessen und Zielen – also unserer Weiterentwicklung und Entfaltung - dienen oder uns unnötig einschränken oder schaden. Es gilt herauszufinden, ob diese alten „Entscheidungshilfen"
- in der derzeitigen Lebenssituation noch zutreffend sind,
- unseren heutigen Überzeugungen entsprechen,
- uns schwächen, kränken oder krank machen.

Sie brauchen die negativen Aspekte und Auswirkungen nicht detailgenau zu untersuchen. Stellen Sie sich einfach Ihre „Lösung" (z. B. eine neue Verhaltensweise) möglichst bildhaft vor, die Ihren heutigen Bedürfnissen, Überzeugungen, Wertvorstellungen und Lebenswünschen entspricht.

Öffnen Sie Ihr Herz für die angenehmen Gefühle, die Ihre Vorstellung bewirkt. Sie zeigen den Einklang mit Ihrem inneren Wesen an.

Abschließend gleichen Sie Ihre Vorstellungen anhand der Zusammenstellung „Anteile des Inneren Wesens" – gewissermaßen zur Bestätigung – ab. Dadurch werden sie, verbunden mit den zugehörigen Gefühlen, als erfahrene Gewissheit im Gedächtnis abgespeichert. Aus einer solchen Gewissheit heraus gelingt es, sich von Überholtem abzuwenden und sich stattdessen den bestärkenden Denk- und Handlungsmustern zuzuwenden.

Anteile des Inneren Wesens

Glück, Güte, Liebe, Freude, Frieden (innerer), Wohlwollen
Einfühlung, Herzenswärme, Nähe, Mitgefühl, Harmoniestreben, Offenheit, Rücksichtnahme, Sympathie, Wertschätzung Verbundenheit
Bejahung, Bestätigung, Ermutigung, Unterstützung,
Selbstvertrauen, Hoffnung, Mut, seelische Stärke, Wille, Würde, Zuversicht

Ästhetik, Feinheit, Harmonie

im Verbund mit
Entfaltung, Erfüllung, Erweiterung, Freiheit,
Unabhängigkeit, Wachstum, Kreativität,
Vitalität

Beispiel

„Sich selbst lieben"

Sie haben gelesen: „Wer einen anderen Menschen lieben möchte, muss bereit und fähig sein,
sich selbst anzunehmen und zu lieben. Dazu gehört auch, sich selbst glücklich machen zu können."
Sie stutzen, schütteln leicht den Kopf und Ihre
Gedanken sind: „Das geht doch nicht, das kann
man doch nicht selber machen. Unser Glück
kommt von außen, von anderen Menschen."
Ihre Gedanken sind die Auswirkung alter über-
nommener Glaubenssätze wie z. B.: „Selbstliebe? Das machen doch nur Egoisten oder in
sich selbst verliebte, narzisstische Menschen!
Lieben kann man doch nur andere – aber doch
nicht sich selbst!"

Ihnen wird bewusst, dass Sie diese Auffassung
irgendwann früher übernommen haben; sie ist

jedenfalls nicht aus dem eigenen Innern entstanden.

Bei weiterem Nachdenken sehen Sie ein, dass es unmöglich ist, anderen die Verantwortung für Ihr persönliches Glück oder Unglück zu übertragen.

Liebe und Glück sind ursprüngliche Gefühle, die in der Tiefe des eigenen Wesens wurzeln und im Herzen spürbar werden. Diese Anteile unseres Wesens streben danach, aufzuleben und sich zu verwirklichen. Das beginnt bei den eigenen Bedürfnissen, Wünschen und Sehnsüchten – sie erstrecken sich aber auch auf andere. Wenn diese angeborenen Anteile in uns selbst unterentwickelt, gehemmt oder blockiert sind, können wir weder selbst glücklich sein noch andere Menschen glücklich machen.

Jetzt erkennen Sie, dass die Chancen für das persönliche Glück darin bestehen, Ihre einschränkenden Glaubenssätze aus der Vergangenheit aufzugeben, damit die angeborenen Fähigkeiten zur Liebe und zum Glück „aufleben" können.

Sie empfinden, wie sich Ihr Herz öffnet und guten Gefühlen Raum gibt. Und bei einem Blick auf die Zusammenstellung „Anteile des Inneren

Wesens" erfahren Sie nochmals bewusst tiefe Bestätigung und Selbst-Bejahung. Mehr ist hier nicht zu tun. Die weiteren (positiven) Auswirkungen können Sie getrost Ihrem Unterbewusstsein überlassen.

Anhand des Beispiels sollte nochmals deutlich werden, wie durch Hinwendung zu unserem Wesens-Kern die natürliche energetische Verbindung von Kopf, Herz und Bauch wieder herzustellen ist und es durch Abbau einschränkender Prägungen oder Regeln möglich wird, ein Leben weitgehend in Übereinstimmung mit dem inneren Wesen zu führen. Daraus erwächst dann das Gefühl der inneren Verbundenheit mit sich selbst.

11.3 Mitmenschliche Verbundenheit

Wenn wir mit unserem Wesens-Kern im Einklang verbunden sind, entstehen in uns Gefühle der Ganzheit, der Vollständigkeit und der Freude.

Erfahren wir mit jemand anderem Verbundenheit, so erleben wir Gefühle des Eins-Seins und beflügelnder Freude. Vereint zu sein im Empfinden und Erleben lässt uns Gemeinsamkeit spüren. Es sind Gefühle auf höchster Schwingungs-Ebene, die uns „beseelen" und bestärken. Es sind Energien einfühlsamer Güte und Zärtlichkeit, des Verstehens, der Wärme und der Kraft. Und darum geht es, wenn man wirkliche Liebe meint, die einen verbindet. Falls unsere Eltern uns dies nicht vermitteln konnten, bringt uns die Frage nach dem „Warum nicht?" jetzt auch nicht weiter.

Aber wir können uns in eigener Verantwortlichkeit dafür entscheiden, diese Art der Verbundenheit mit unserem Partner / unserer Partnerin zur Lebensgrundlage zu machen. Wer die gewisse Sehnsucht und Leere als Einzelwesen in sich gefühlt hat und im ehrlichen Kontakt mit sich selbst eingesteht, dass diese Art der Liebe zur Verwirklichung der eigenen Wesens-Anteile benötigt wird, der wird von dieser Energie so erfüllt sein, dass er sie gern an andere weitergeben möchte. Ist ein Mensch derart in Harmonie mit seinem Wesens-Kern, dann möchte er mit einem Menschen verbunden sein, den er so lieben kann, wie er es für sich selbst empfindet. Dann ist der Wunsch nach einer Beziehung zugleich der Wunsch, geben zu wollen. Dies setzt eben nicht voraus, möglichst viel zu bekommen, damit man sich selbst gut fühlen kann. Nähe und Interesse allein lassen noch kein Gefühl der Verbundenheit entstehen. Als tragfähige Basis braucht man auch Gemeinsamkeiten und Ähnlichkeiten, die miteinander in Resonanz gehen, sich wirklich austauschen und verstehen. Es ist dieser wortlose Austausch, die „stille Verständigung" mit den jeweiligen Wesens-Anteilen des anderen, aus der das Gefühl der Verbundenheit erwächst. Dann sagt man: „Die Beiden liegen auf einer Wellenlänge." Dies kann aber nur entstehen, solange beide ihr Herz füreinander geöffnet halten.

11.4 Kosmische Verbundenheit

Die allgemeine Bewusstseinshaltung in der heutigen Zeit ist darauf ausgerichtet, die Natur dem Bedarf des modernen Menschen zu unterwerfen. Der Mensch betrachtet sich getrennt von seiner Umwelt und dem Wirken kosmischer Kräfte, was ihn in eine selbst „erdachte" Isolation gebracht hat. Bereits die Annahme, seine äußere

Haut sei eine echte Abgrenzung zur Außenwelt, ist naturwissenschaftlich unhaltbar! Der Körper besteht letztlich auch nur aus Energie-Ansammlungen, die energetisch nicht „gekapselt" sind, sondern auch nicht-stoffliche Schwingungen aufnehmen und wieder abgeben. Er ist lebensnotwendig auf diese Durchlässigkeit angewiesen (z. B. für das Sonnenlicht und das Erdmagnetfeld).

Es ist ihm nicht bewusst, dass er Teil des universalen Wirkens und der Evolution und somit an der kosmischen Harmonie aktiv beteiligt ist. Das Gespür für die harmonisierenden Kräfte ist ihm abhandengekommen, so dass er sich mental von diesen Energieflüssen abgeschnitten hat. Wir sehen daran, dass unser Weltbild und das damit verbundene Wissen von ausschlaggebender Bedeutung sind.

Wir sollten dankbar sein und unser Bewusstsein dafür öffnen, dass wir eingebunden sind in die kosmischen Energiefelder. Aus dem Empfinden von Verbundenheit mit den harmonischen Energien des Universums können uns Gefühle tiefen Friedens erwachsen.

Ergänzend wird ein energetisch ausgeprägtes Bewusstsein (auch im Alltag) benötigt, beginnend bei der kosmischen Harmonie des Universums.

Aus dem Weltall wirken Feld- und Frequenzspektren mit extrem großen Bandbreiten auf unser Gehirn und unsere Körperchemie ein. Weithin bekannte Erscheinungen sind beispielsweise die „Wetterfühligkeit" und die „Winterdepression" (durch Mangel an Sonnenlicht).

Ein solches Bewusstsein sollte sich auch erstrecken auf das Wirken der Energien in den körpereigenen Regelsystemen zur Erhaltung der biochemischen Ausgeglichenheit (Homöostase), auf die energetische Auswirkung menschlicher Gefühle und Gedanken und letztlich auf das energetische Geschehen in den Mitochondrien, den „Kraftwerken" in unseren Körperzellen. Aus dieser Perspektive wird es leichter sein zu akzeptieren, dass wir einbezogene Anteile des universalen Ganzen sind.

11.5 Erneuerung ohne Ballast

Der innere Wesens-Kern kann durch die Ereignisse und Erfahrungen unseres Lebens nicht umgeprägt oder gelöscht werden. Er reagiert jedoch darauf mit Leit- und Steuerungs-Impulsen, die wir als willkommene Gefühle (angenehm, attraktiv, lustbetont) oder als störende, belastende Gefühle (unangenehm, unlustbetont, schmerzhaft) empfinden.

Die unlustbetonten und schmerzhaften Gefühle haben den Sinn, unsere auslösenden Gedanken und unser Handeln so zu verändern, dass wir wieder in Einklang mit unseren Wesens-Anteilen und ihren unerfüllten Bedürfnissen kommen. Dabei haben wir zu berücksichtigen, dass nicht oder unzureichend erfüllte Bedürfnisse von uns angenommen werden (verbunden sein) wollen und erst nach „Sättigung" (Befriedigung) ihr spezifisches „Ruhepotential" erreichen. Als innere Rückantwort werden wir mit positiven Gefühlen dafür belohnt! Sie sagen uns: „Jetzt ist es richtig. Das ist gute Lebensqualität."

In diesem Zusammenhang erkennen wir, dass es unsinnig wäre, unsere negativen Gefühle verdrängen oder bekämpfen zu wollen. Wir können sie sinnvoll nutzen, indem wir sie verständnisvoll annehmen und nach einer „Lösung" suchen, die unserem Wesen mit seinen individuellen Bedürfnissen entspricht und seine Erwartungen erfüllt.

Wir wünschen uns doch stets, wir selbst und zugleich frei zu sein!

Deshalb sind wir gefordert, die „Fesseln" aus unserer Vergangenheit abzustreifen und unnötigen „Ballast" abzuwerfen. Es verhält sich so ähnlich wie bei Ballonfahrten: Damit der Ballon mehr Höhe gewinnt, muss Ballast abgeworfen und eventuell die Auftriebsenergie (Heißluft-Menge) erhöht werden.

Zur Verbesserung unserer Lebensqualität müssen wir beispielsweise bereit sein

- unsere Gefühle zu beachten und zuzulassen (und sie nicht im Aufkommen bereits zu verdrängen oder zu unterdrücken),
- negative Gefühle als hilfreiches Signal zu se hen, zu verstehen und uns entsprechend zu verhalten,
- Impulse zur Entwicklung, Entfaltung und Be-

freiung nicht im Vorhinein zu unterdrücken, sondern sie uns zuzubilligen,

- uns Ängsten und Abhängigkeiten nicht hilflos auszuliefern,
- schädliche Überzeugungen und Denkmuster sowie falsche Selbst-Einschätzungen aufzugeben,
- trotz gewisser Unsicherheiten und Hindernisse der inneren Eingebung und dem Herzen vertrauensvoll zu folgen.

Dann erfahren wir, was gut und richtig für uns ist. Das beschert uns auf einer höheren Schwingungsebene Gefühle, die wir mit Begriffen wie „Erleichterung" und „Harmonie" bezeichnen.

Dazu reicht es nicht allein, ratgebende Literatur zu lesen oder Videos anzusehen. Es erfordert die Bereitschaft zu eigenen Aktivitäten und Veränderungen im Denken und im täglichen Handeln sowie ausdauerndes Üben (nicht nach wenigen Versuchen enttäuscht aufgeben und sich unfähig fühlen) und – als wichtigste Beigabe – die innere Zuversicht: „Ja, ich schaffe das! Ich werde damit fertig!"

Achten Sie zwischendurch auch im Alltag auf „innere Psychohygiene", d. h. vermeiden Sie bitte eine negative Erwartungshaltung (z. B.

„Das geht bei mir immer daneben.") Versuchen Sie, bei unerfreulichen Ereignissen auch das Positive zu sehen. Wenn wir es nicht sehen wollen, nehmen wir es auch nicht wahr. Falls es nicht offensichtlich ist, dann erkennt man es am Sinn für unsere Weiterentwicklung und Erkenntnis.

Achten Sie auch auf Ihren inneren Dialog (d. h. Ihre Selbstgespräche). Pessimistische Erwartungen und Einstellungen neigen dazu, sich unbewusst zu verwirklichen (sich selbst erfüllende Prophezeiung) und stören somit die eigenen Chancen und Ressourcen.

Lassen Sie sich nicht entmutigen, wenn der Erfolg sich nicht im Handumdrehen einstellt. Was sich über Jahre hinweg eingeprägt und verfestigt hat, kann nicht in wenigen Trainingsstunden nachhaltig verändert werden. Dazu muss eine Umstrukturierung in Ihren Gehirn und Nervensystem bewirkt werden. Das können Sie erreichen – aber nur, indem Sie möglichst täglich üben. Neurowissenschaftler sehen hierfür einen durchschnittlichen Zeitbedarf von mindestens 3 bis 4 Wochen (je nach Schwierigkeitsgrad und Komplexität). Vielleicht vergleichen Sie einmal, wie viel Übungszeit bekannte Musiker oder

Sportler investieren, um ihre Leistungen zu erreichen. Oder erinnern Sie sich daran, wie lange Sie gebraucht haben, bis Sie gut und locker Auto fahren konnten. Das haben Sie auch geschafft. Also setzen Sie sich bitte nicht unter Erfolgszwang und haben Sie Geduld mit sich. Anhand der vorgenannten Beispiele bemerken Sie, dass nachhaltige Veränderungen von Denk- und Verhaltensweisen nur in verständnisvoller Zusammenarbeit mit Ihrem Unterbewusstsein möglich sind.

In Anbetracht dessen, dass jeder Mensch ein Individuum mit einer persönlichen Lebensgeschichte mit speziellen Ereignissen, Erfahrungen und Werthaltungen ist, kann es ein Standard-Verfahren zur Entfaltung und Befreiung Ihres inneren Wesens nicht geben. Deshalb muss jeder seine ihm gemäße Methode und die Art des Vorgehens letztlich selbst herausfinden. Das ist gar nicht so schwierig. Sie werden das feststellen, wenn Sie Ihre Vorhaben konkret anpacken wollen und dabei die Vororientierung und Hinweise in diesem Buch nutzen.

Im Rahmen der Selbsthilfe und Selbstregulation bieten sich u. a. bewährte Methoden an, die im Kapitel 12 zusammengefasst sind.

12 Methoden im Kurz-Überblick

1 Affirmationen

Der Begriff Affirmation beschreibt eine Technik des mentalen Trainings, die durch Wiederholung einfacher, klar und positiv formulierter Sätze das Unterbewusstsein trainiert. Dies ist ein einfaches und wirksames Hilfsmittel, um das eigene Verhalten zielsicher zu steuern und vorhandenes Potenzial darin einzubinden.

Im Zusammenwirken mit unserer Vorstellungskraft wirken die ausgewählten Worte hin auf

- beabsichtigte Denk- oder Verhaltensänderungen positiver und befreiender Art oder

- etwas, das wir erreichen bzw. haben wollen.

Hierzu ist grundlegend anzumerken, dass Ihre Formulierungen stets positiv das bezeichnen müssen, was Sie wollen. Ihr Unterbewusstsein ist nicht fähig, etwas „nicht zu sein" oder „nicht zu fühlen"!

Richtig angewandt stärken sie unser Selbstwertgefühl und Selbstvertrauen sowie den Mut zur "wesens-gerechten" Gestaltung unseres Lebens.

Sie sollten sich darauf einstellen, mit Ihren Wiederholungen einige Wochen lang zu trainieren bis sich der Erfolg zeigt.

2 Visualisieren

Mit Visualisieren ist hier die bildhafte Vorstellung von realistischen Zielen gemeint, also desjenigen, was jemand haben, erreichen, bewirken oder verwirklichen möchte.

Für den Erfolg eines solchen Trainings ist es zwingend,
- das Bewusstsein auf klare Zielvorstellungen zu konzentrieren,
- dies mit starker Motivation und emotionaler Beteiligung zu unterstützen,
- dass Wunschvorstellungen dem eigenen inneren Wesen entsprechen,

- dass keine Zweifel oder Vorbehalte an der Verwirklichung bestehen.

Wenn man Ihnen rät, sich das Endziel als „erreicht" vorzustellen und darin zu „leben" – seien Sie hellwach.

Sollten Sie in der äußeren Welt etwas Bestimmtes haben oder erwirken wollen (z.B. eine bessere Arbeitsumgebung) und sich exakt an diese Vorgabe halten, dann besteht die Gefahr des Scheiterns.

Weshalb sollte Ihr Unterbewusstsein für das Ziel noch weiterhin Energien und Schöpferkraft einsetzen, wenn ihm das Bewusstsein mit schönen Bildern und Gefühlen vom „Leben im Wunschziel" mitteilt, dass das Gewünschte bereits erreicht ist und gelebt wird? (Man muss berücksichtigen, dass das Unterbewusstsein nicht zwischen Realitäts- und Vorstellungs-Bildern unterscheidet.)

Es ist fraglos wichtig, möglichst gute und klare Vorstellungen vom angestrebten Endziel zu entwickeln. Man sieht es bereits, aber man hat es noch nicht erreicht. Deshalb liegt der Schwerpunkt auf „dem Weg dahin", also bei dem, was zu tun ist, um dort anzukommen, wo man hin will. Die sog. Vorfreude ist dabei eine wirksame Unterstützung.

Etwas anders verhält es sich, wenn man das eigene, erwünschte Verhalten in einer bestimmten Situation in der Vorstellung bereits einüben will (z. B. das Überwinden einer bestimmten Angst oder das sichere, überzeugende Auftreten im Beruf). Sie entspannen sich, schließen die Augen und stellen sich den Zustand vor, den Sie erreichen wollen oder die Situation, in der Sie erfolgreich sind.

Sie können sich gedanklich auch einen kleinen Film vorstellen, in dem Sie in der Hauptrolle erfolgreich (wie gewünscht) auftreten.

Seien Sie ebenfalls vorsichtig mit Gefühlen des Mangels (weil Sie das gewünschte noch nicht haben). Sofern Sie immer wieder eintauchen in Gefühle des erlebten Mangels und wie Sie darunter leiden, so wird Ihr Unterbewusstsein genau dies als wichtig und als erstrebenswertes Ziel betrachten und für Sie realisieren.

Der Erfolg wächst mit der Häufigkeit Ihrer Übungen. Hören Sie also nicht zu früh damit auf, denn jede Vorstellung müssen Sie (bei täglicher Wiederholung) mindestens eine Woche lang üben, damit Ihr Unterbewusstsein mitmacht.

Die beste Zeit für Ihre Visualisierungs-Übungen ist morgens nach dem Aufwachen und abends vor dem Schlafengehen.

3 Meditation

Der Begriff „Meditation" leitet sich vom lateinischen meditatio und vom griechischen medomai ab und bedeutet frei übersetzt kontemplative Betrachtung, Versenkung, innere Einkehr.

Durch Achtsamkeits- oder Konzentrationsübungen soll sich der Geist beruhigen und sammeln. In östlichen Kulturen gilt die Meditation als eine grundlegende bewusstseinserweiternde Übung. (Wikipedia)

Es gibt zahlreiche Arten und Techniken der Meditation. Gemeinsame Merkmale sind geistige

Konzentration und besondere Achtsamkeit, um das Bewusstsein aus den gedanklichen Aktivitäten des Alltags zurückzuziehen und einen erweiterten Bewusstseinszustand zu erreichen. Die ständig mit Gedanken und Gefühlen beschäftigte Verstandestätigkeit soll zur Ruhe kommen, damit der Zugang zum inneren Selbst, zur eigenen Mitte, gefunden werden kann. Daraus resultieren Empfindungen der inneren Ausgeglichenheit und der Tiefenentspannung.

Der meditative Zustand ist neurologisch als Veränderung der Hirnwellen messbar (Zunahme von Alpha- und Gamma-Wellen). Der Herzschlag wird verlangsamt, die Atmung vertieft und Muskelspannungen werden reduziert.

Zur Vorgehensweise herrschen einige Missverständnisse.

Die Meditation verlangt keine besonderen „Leistungen" oder Kraftanstrengungen – vielmehr gibt man sich der loslassenden Beobachtung hin. Die Annahme, die Gedanken gewaltsam stoppen zu müssen, ist ein weit verbreiteter Irrtum. Aufmerksam beobachten wie sie kommen und gehen – das genügt. Im Übrigen ist alles vorhanden, was man zur Meditation braucht.

Man ist nicht gezwungen, beispielsweise eine bestimmte Technik oder Sitz-Vorgabe einzuhalten und es bedarf auch keiner „Hintergrund-Musik".

Meditation bedeutet keine weltfremde Realitätsflucht. Sie setzt auch nicht die Zugehörigkeit zu einer Gruppe oder einer Glaubensgemeinschaft voraus. Sie bedeutet allein Hinwendung zu sich selbst und zum eigentlichen Wesens-Kern. Es geht auch nicht darum, eine absolute „innere Leere" zu erreichen, sondern um ein vorurteilsfreies offen und durchlässig sein – sozusagen um neue Freiräume - für zufließende Energie, Information, Anleitung und Erkenntnis.

Im Grunde hilft uns die meditative Versenkung, schrittweise alles hinter uns zu lassen, was unser Wohlergehen beeinträchtigt auf geistiger, emotionaler und körperlicher Ebene oder ihm entgegensteht.

4 EFT - Emotional Freedom Techniques

EFT ist eine weitere Methode der energetischen Psychologie, die von Gary Craig entwickelt

wurde. Sie kann als Selbsthilfe-Instrument an-
gewendet oder als therapeutisches Verfahren
auch mit anderen Methoden kombiniert werden.
EFT nutzt das Meridiansystem der Traditionellen Chinesischen Medizin, um psychischen
Stress und negative Emotionen aufzulösen.

Dazu erlernt der Anwender eine einfache Klopf-
technik, mit der er in einer bestimmten Klopfse-
quenz festgelegte Akupunkturpunkte stimuliert,
um durch Harmonisierung des Energieflusses
emotionale Belastungen, psychosomatische und
körperliche Beschwerden aufzulösen. Es ist
nicht erforderlich, die Ursache des Problems
herauszufinden oder eine Störung im Energiesystem körperlich exakt zu lokalisieren, um sie
behandeln zu können.

Mit EFT wird allein die Störung im Energiefluss
behandelt, so dass die Energie wieder unbeeinträchtigt fließen kann. Die Methode wird erfolgreich bei unverarbeiteten negativen Erlebnissen
und belastenden Gefühlen angewandt.

5 MET-Meridian-Energie-Techniken nach Franke®

MET ist weitgehend mit EFT vergleichbar und gehört als Methode ebenfalls zur energetischen Psychologie.

Rainer Franke geht jedoch davon aus, dass bei MET gleichzeitig ein höherwertiges energetisches Bewusstseinsfeld erreicht wird: Bewusstseinszustände mit niedrigen Schwingungen wie z. B. Scham,

Schuldgefühle, Neid, Trauer und Hass können demnach durch Beklopfen bestimmter Meridianpunkte in Gefühle

mit höherer energetischer Schwingung, wie z. B. Liebe, Freude, Vertrauen und Vergebung gewandelt werden.

Es ist nicht notwendig, die Ursache des Problems herauszufinden oder zu durchleiden. MET ist lösungsorientiert und auf den ursprünglichen Energiefluss der Meridiane gerichtet.

6 EmoTrance™ - Veränderung emotional belastender Energie

EmoTrance™ ist eine Methode im Bereich der Energetischen Psychologie, mit der emotionale Störungen nach Anleitung eigenständig bearbeitet werden können. Sie basiert sie auf der Idee, Störungen im Energiesystem des Körpers, denen belastende Emotionen zugrunde liegen, mental aufzulösen.

Voraussetzung ist die Fähigkeit, negative Gefühle und Empfindungen im Körper aufzuspüren. Durch das Konzentrieren auf bestimmte positive Denkweisen und den Einsatz der eigenen sogenannten „Fließenden Hände" werden Verhärtungen und Blockaden dieser emotionalen Energien zunächst auf körperlicher Ebene „aufgeweicht", zum Fließen gebracht und ausgeleitet. Ein erfolgreiches Vorgehen ist kurzfristig körperlich wahrnehmbar.

EmoTrance™ wurde von Silvia Hartmann entwickelt und erstmals 2002 in England vorstellt.

7 EMDR® - Eye Movement Desensitization and Reprocessing

EMDR hat ihren Ursprung in der Traumatherapie und ist inzwischen eine etablierte Psychotherapie-Methode, deren Anwendungsmöglichkeiten jedoch weit darüber hinausreichen. EMDR geht davon aus, dass jeder Mensch über eine natürliche Fähigkeit zur Verarbeitung von belastenden Erfahrungen verfügt.

Das zentrale Element sind die geleiteten Augenbewegungen – auch bilaterale Stimulation genannt: Die Klienten folgen den Fingern des Therapeuten mit ihren Augen, während er seine Hand abwechselnd nach rechts und links bewegt. Diese Augenbewegungen bewirken, dass die Gehirnströme von Klienten verändert werden und so ein Heilungsprozess eingeleitet wird. Die Augenbewegungen gleichen den Augenbewegungen im REM-Schlaf– der Phase des Schlafes, in der die Selbstheilungskräfte die Geschehnisse des Tages verarbeiten.

Das Wirkungsspektrum dieser Methode ist breit gefächert. Die Anwendungsmöglichkeiten erstrecken sich von der Angst-, Trauma-, Trauer- und Unfallbewältigung bis hin zu Bereichen der Persönlichkeitsentwicklung (Selbstveränderungs-Prozesse) und des Mental-Coachings.

8 Japanisches Heilströmen

Als Methoden seien hier genannt Jin Shin Jyutsu, Reiki und Touch for Health. Die Absicht ist, spürbare Folgen von belastenden emotionalen Denk-, Reaktions- und Verhaltensmuster aufzulösen.

Der Anwender kann lernen, Energiepunkte mit seinen Händen zu stimulieren und somit körpereigene Energieströme zu stärken oder gezielt zu lenken. Dadurch werden dem körpereigenen Ausgleichssystem wieder die ursprünglichen Funktionen ermöglicht. Die Energieströme können unbeeinträchtigt fließen und regen so die Selbstheilungskräfte an.

Die Methode eignet sich zur Behandlung üblicher Alltagsbeschwerden, zur Behandlung chronischer Krankheiten und unterstützt die seelisch-geistige Weiterentwicklung.

9 Elektro-Akupunktur

Hierdurch können Akupunktur-Punkte und Reflexzonen ohne das Stechen von Nadeln beeinflusst werden. Die Stimulation erfolgt hier durch eine Nadelreizung mit niederfrequenten Wechselspannungs-Impulsen. Durch ausgleichende Energie an den bestimmten Akupunktur-Punkten lassen sich Hemmungen des Energieflusses und Störungen im Zusammenwirken der Organe positiv beeinflussen.

Elektro-Akupunkturgeräte für den Hausgebrauch mit der Funktion eines „Punktsuchstiftes", die das Berühren eines Akupunkturpunktes akustisch oder optisch anzeigt, werden zur Selbstbehandlung eingesetzt.

Die Hauptanwendungsgebiete der Elektro-Akupunktur liegen in der Schmerzbehandlung und der Behandlung funktioneller Störungen.

In der traditionellen Chinesischen Medizin (TCM) werden gewisse Emotionen bestimmten Organen zugeordnet. Demnach ist es möglich, auch über die jeweiligen Meridian-Endpunkte an den Händen und den Zehen, mit Elektro-Akupunktur auf anhaltende belastende Emotionen ausgleichend Einfluss zu nehmen (z. B. bei Angst, Schock, Unsicherheit: auf den Blasen-Meridian = Bl 67 und den Nieren-Meridian = Ni 01 am kleinen Zeh).

13 Zu guter Letzt

Sie haben dieses Buch durchgelesen – und was nun?

Um es kurz zu fassen: Einmal zügig gelesen ist nicht genug! Sofern Sie vom Inhalt des Buches wirklich profitieren wollen.

Lernen und Verstehen ist nur möglich, wenn man dazu bereit ist; wenn man sich einem Problem stellt und daran arbeitet, bis man innerlich Entlastung oder Erleichterung verspürt.

Das ist nicht im Schnellverfahren so nebenbei zu erreichen. Planen Sie dafür Zeiten der Ruhe, der Besinnung und der Selbsterforschung ein.

Verschaffen Sie sich bereits zu Beginn Ihrer Aktivitäten Klarheit über Sinn, Nutzen bzw. Vorteile dessen, was Sie erreichen wollen.

Sie wollen, dass Ihr Unterbewusstsein Ihnen hilft. Es braucht dazu klare, knappe Zielsetzungen, positive Anweisungen und vorauseilende Erfolgsgefühle.

In vielen Fällen ist ein kleines „Erfolgs-Logbuch" eine wertvolle Bestärkung.

Wenn Ihr ernstes Bemühen dennoch nicht den erwünschten Erfolg bringt, dann haben Sie sich therapeutische Unterstützung verdient. Nutzen Sie die Chancen professioneller Hilfe, um Ihr Ziel zu erreichen. So viel sind Sie sich wert.

Und vergessen Sie bitte nicht:

Um ein Leben zu führen, das nicht von äußeren Einflüssen abhängig und auch von inneren Zwängen befreit ist, braucht man immer wieder den Kontakt zu seinem Wesens-Kern und die Bereitschaft das tun, was dem Herzen Erfüllung gibt.

Die Weisheit des Michelangelo

Der Überlieferung nach wurde Michelangelo, der berühmteste Bildhauer des Mittelalters, gefragt, wie schwierig es sei, aus einem rohen Gesteinsblock das Standbild eines Löwen zu erschaffen. Darauf antwortete er: "Ich muss das Bild des Löwen klar vor mir sehen. Dann ist es ganz einfach – man muss nur alles vom Stein wegschlagen, was nicht zum Löwen gehört!"

Literaturverzeichnis

Adler, Alfred: *Menschenkenntnis*, Fischer, Frankfurt 1966

Almaas, A.H.: *Essentielle Verwirklichung*, Arbor-Verlag, Freiburg 2006

Broers, Dieter: *Checkliste Energie*, Heyne, München 2013

Bennett-Goleman, Tara: *Emotionale Alchemie*, Fischer, Frankfurt 2004

Chopich, E./ Paul, M.: *Aussöhnung mit dem inneren Kind*, Ullstein, Berlin, 2006

Dethlefsen, Thorwald: *Schicksal als Chance*, Droemer-Knaur, München 2000

Dürr, Hans-P.: *Geist, Kosmos und Physik*, Crotona, Amerang 2010

Goleman, Daniel: *Emotionale Intelligenz*, Hanser, München 1996

Hepe, Hans-P.: *Heilung aus eigener Kraft*, Rowohlt, Reinbeck 2014

Hüther, Gerald: *Die Macht der inneren Bilder,* Vandenhoeck&Ruprecht, Göttingen 2014

Lievegod, Bernard: *Lebenskrisen – Lebenschancen*, Kösel-Verlag, München 1979

Rost, Wolfgang: *Emotionen*, Springer, Berlin 2001

Schmidt, Peter: Die Kraft der positiven Gefühle, DTV, München 2002

Schoenacker, Theo: *Mut tut gut*, RDI, Bocholt 2011

Servan-Schreiber, David: *Die Neue Medizin der Emotionen, Goldmann, München 2006*

Tepperwein, Kurt: *Die Geistigen Gesetze*, Goldmann, München 2002

Wais, Mathias: *Biografiearbeit Lebensberatung*, Verlag Urachhaus, Stuttgart 1999

Warnke, Ulrich: *Quantenphilosophie und Spiritualität,* Scorpio, Berlin – München, 2013

Zimmer, Heinrich: *Der Weg zum Selbst*, Diederichs Gelbe Reihe, Düsseldorf – Köln 1981